食愈四季

餐桌上的应时养生计划

郑雪梅 主编

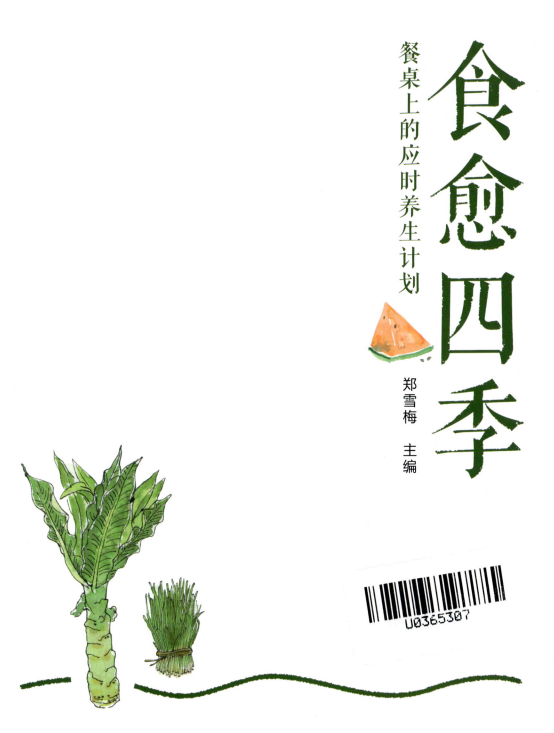

中国轻工业出版社

前言

应时养生计划

成年人之间流传的生活哲理中有这样一条：同事只是同事，不要付出真情实感做朋友。那我们可能要打破这条"伪真理"了。我们这些因《贝太厨房》而聚在一起的同事和朋友，当杂志停刊后我们还是朋友，对杂志的不舍和美食的情怀，又让我们成了"同事"，一起做了这本简单又实在的菜谱。它收录了四季最常见的食材，用家常的手法做出最可口的饭菜，又有当下最时髦的健康饮食理念，以食养生，再也不是"保温杯里泡枸杞"这种"小儿科"了。

这是一本很适合厨房"小白"的菜谱，在忙碌的生活中，你也许没有时间和精力去追求复杂、耗时的大餐，但贴心的家常菜就不一样了，食材便宜易得，下班随便从菜市场带回来些青菜、豆腐、鸡蛋，就能搞定美味一餐；翻翻冰箱里的边角料，也能来个炒合菜、素干锅；更懒一点儿，菜饭一锅出的炒饭和焖饭简直就是为你量身打造；不要觉得西餐难，意面反而是道看起来高级的快手菜呢。

除了省时省力，最重要的是这本食谱全部是用当季食材制作，"什么季节吃什么"是中国人自带的"养生密码"。春日万物生长，绿叶蔬菜清爽又营养，不仅能补充矿物质和维生素，而且能润春燥；夏天总是大汗淋漓，清补祛暑、养心补血是当务之急。西瓜、番茄、苋菜这些夏季的红色蔬果就是此时的一剂"强心针"；秋燥与春燥不同，既要润燥又要贴秋膘，润肺进补是重点。莲藕、梨、荸荠等白色食物就是秋季上市的滋阴润肺好物，与肉类搭配煲成汤汤水水，如潺潺溪水流进身体每一个毛孔之中，滋润又滋养；到了寒冬，所有生物都要"藏"住自己，为身体补充大量营养，以待来年开春。寒与肾对应，黑色食物如木耳、黑芝麻以及高蛋白的羊肉，都是此时应季的最佳补给。就这样在不知不觉中完成了享用美味与养生两件大事。

翻开这本菜谱，打开你的冰箱，完成今天的应时养生计划吧！

目录

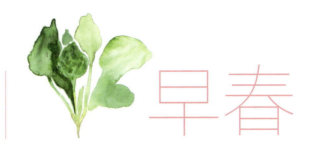

第一部分 006　早春

- 008 **达人说**
  应时而动，当令而食

- 010 **菠菜**
  - 013 煎蛋菠菜豆腐汤
  - 014 麻酱菠菜
  - 015 上汤菠菜
  - 016 菠菜猪肝粥
  - 017 菠菜青酱意面

- 018 **韭菜**
  - 020 韭菜炒鸭血
  - 021 炒合菜
  - 023 韭菜炒虾仁
  - 025 韭菜盒子

- 026 **笋**
  - 028 油焖春笋
  - 029 冬笋炒腊肉
  - 030 腌笃鲜
  - 031 芽菜肉末春笋

- 032 **莴笋**
  - 034 炝拌莴笋丝
  - 034 莴笋香菇烧腐竹
  - 035 莴笋木耳炒肉片
  - 036 莴笋炒腊肉
  - 037 莴笋烧鸡

- 038 **芹菜**
  - 040 芹菜炒鸡蛋干
  - 040 捞汁西芹
  - 041 卤花生拌芹菜
  - 043 芹菜叶蛋饼
  - 044 西芹百合腰果
  - 045 香芹炒肉

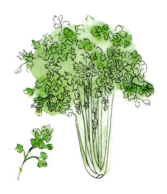

第二部分 046 盛夏

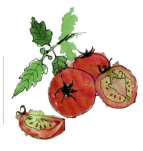

- 048 **达人说**
  夏日美食之冷啖杯

- 050 **番茄**
  - 053 番茄肥牛
  - 055 番茄炒蛋
  - 056 番茄意面
  - 057 番茄疙瘩汤
  - 058 茄汁大虾
  - 059 红三剁

- 060 **西瓜**
  - 062 西瓜莎莎
  - 063 西瓜沙拉
  - 064 西瓜青柠冰茶
  - 065 西瓜牛奶

- 066 **苦瓜**
  - 068 橙汁苦瓜
  - 068 苦瓜黄豆排骨汤
  - 069 咸菜苦瓜煲
  - 070 蒸酿苦瓜
  - 071 豆豉凉瓜炒牛肉

- 072 **苋菜**
  - 074 上汤苋菜
  - 075 蒜蓉炒红苋菜
  - 076 凉拌苋菜
  - 077 苋菜鸡蛋炒饭

- 078 **冬瓜**
  - 080 冬瓜茶
  - 080 海米烧冬瓜
  - 081 冬瓜薏米排骨汤
  - 082 冬瓜氽丸子
  - 083 红烧肉末冬瓜

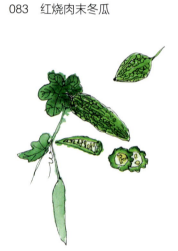

第三部分 084 金秋

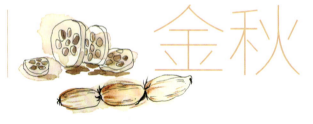

- 086 **达人说**
  秋日往事，一煲汤水

- 088 **梨**
  - 090 小吊梨汤
  - 091 无花果瘦肉炖雪梨
  - 092 雪梨炒肉丝
  - 093 红酒炖梨

- 094 **藕**
  - 096 花生莲藕排骨汤
  - 097 炝炒藕条
  - 098 醋熘脆藕片
  - 099 清蒸藕丸子
  - 100 素干锅
  - 101 香煎藕饼

- 102 **银耳**
  - 104 紫薯银耳粥
  - 105 凉拌银耳
  - 106 炒三脆
  - 107 银耳莲子百合羹

- 108 **荸荠**
  - 110 茅根竹蔗马蹄水
  - 110 冰糖雪梨马蹄爽
  - 111 荸荠鸡肉丸
  - 112 荷塘小炒
  - 113 咸蛋马蹄蒸肉饼

- 114 **鸭肉**
  - 116 酸萝卜老鸭汤
  - 117 茶树菇老鸭汤
  - 118 家庭版盐水鸭
  - 119 啤酒鸭

第四部分 120 隆冬

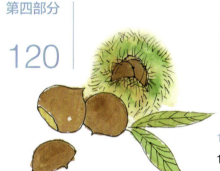

- 122 **达人说**
  - 应季而食，温暖过冬

- 124 **白萝卜**
  - 126 爽口腌萝卜
  - 127 五花肉烧萝卜
  - 128 萝卜丝鲫鱼汤
  - 129 白萝卜玉米羊肉汤
  - 131 萝卜丝饼

- 132 **木耳**
  - 134 木耳炒白菜
  - 134 老醋花生拌木耳
  - 135 木耳烧豆腐
  - 136 大葱木耳炒鸡蛋
  - 137 酸辣汤

- 138 **栗子**
  - 140 栗子焖饭
  - 141 栗子烧鸡
  - 142 栗子核桃小米粥
  - 143 栗子娃娃菜

- 144 **山药**
  - 146 山药排骨汤
  - 147 山药红枣小米粥
  - 148 蓝莓山药
  - 149 红豆山药糕
  - 151 山药芦笋炒虾仁

- 152 **羊肉**
  - 154 烤羊排
  - 155 当归羊肉汤
  - 156 葱爆羊肉
  - 157 孜然羊肉
  - 159 手抓饭

第一部分

早春

· SPRING ·

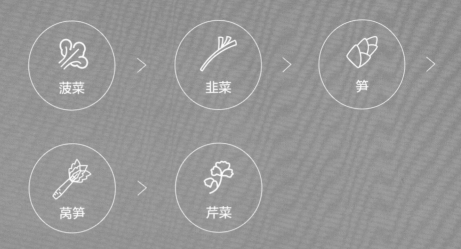

春天万物复苏，葱葱新绿带来崭新的气象和生机，是一年美好的开端。

《黄帝内经》写道："春三月，此谓发陈，天地俱生，万物以荣，夜卧早起，广步于庭，被发缓形，以使志生。"天地间万物萌生，阳气生发，在饮食上可以适当地加入"补阳"的当季食物，以清淡、温补为主，多吃营养丰富的时令蔬菜，如富含膳食纤维的春笋、莴笋，高蛋白的蛋类、豆制品，含有维生素和矿物质的菠菜、菜花，还有芹菜、韭菜等辛味食材，这些都是清爽可口的美味春食。此外，尽量少食生冷或太过油腻的食物，以免损阳伤胃。人体也应舒张、舒展，适度运动不仅能够舒筋活络，也可以促进新陈代谢。踏青远足、登高游乐，都有益身心健康。

春季养生除了"养阳"，还要"养肝"。肝脏是人体最大的内脏器官，身体解毒需要肝脏参与，同时，也要通过肝脏"合成"营养物质。可以说肝脏是功能最全的脏器，既有代谢的作用，也具有免疫防御功能。春天肝气旺盛，正是顺应自然养肝的好时机。春季养肝可以多吃利于肝脏生发的食物，如韭菜、菠菜、猪肝、芹菜等，其中芹菜还具有清热、平肝的功效。中医认为肝主情致，除了饮食上要遵循护肝、温补的食养原则外，更关键的还需要保持心情愉悦，切忌大动肝火。

十里春风拂面，大自然给我们提供了各种形式的"春光套餐"，不妨走进自然，在万物生发中，感受节令里的迷人风光和好心情。

达人说

应时而动，当令而食

文 / 厨花君

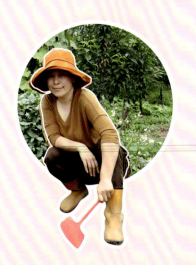

南宋著名三农诗人范成大写过这样一首很美味的诗：

桑下春蔬绿满畦，菘心青嫩芥苔肥。

溪头洗择店头卖，日暮裹盐沽酒归。

这不就是我的春季生活吗？而且我觉得我比范成大吃得还好还丰盛。千余平方米的厨房花园，春风一吹，从树头到墙角，时令风味比比皆是。

作者介绍：资深园艺作家、媒体人、都市农艺实践者。曾任《女友》首席编辑、《时尚好管家》专题总监、《都市主妇》执行主编。

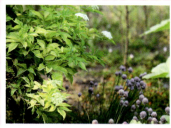 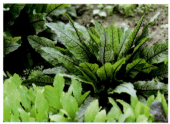 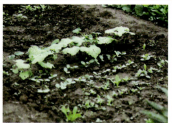

厨花君的 厨房花园

二月兰刚萌发的嫩叶用来清炒，只要尝过的人都会念念不忘；荠菜大量生长，天天吃也不会腻；树头的香椿紫芽，焯水后简单加点儿盐凉拌，一口入魂；芦笋准时冒芽，我的芦笋季提前开场了；随着春风返绿的大葱，葱白既甜且嫩。吃嫩榆钱、吃紫藤花、吃洋槐花……总之，只恨嘴不够使。

除了这些天赐的风物，更多的还是自己播种的春蔬：樱桃萝卜、菠菜、小白菜、生菜、菠菜……换着花样种，为的是换着花样吃。

作为一个天天和土地打交道的都市菜农，我的春季养生归结起来就是8个字：应时而动，当令而食。

上面说的是当令而食，那应时而动如何体现呢？

春耕。

从"五九六九、沿河插柳"的时候我就从

"冬眠"中苏醒过来了，北方的春天虽然来得没有江南早，但到了2月下旬，雨水节气过后，各项农事也需要井然有序地安排起来了。凡事预则立，不预则废，农业种植更是如此。随着季节更替，农时稍纵即逝，所以，绝对不能犯拖延症。

做好详尽的种植计划，购买种子和各类资材，检查和修理好农具，提前在室内培育某些特殊的菜苗。等到暖风吹遍、大地回春，紧张的田间劳作就开始了！

辛勤的劳作能结出丰硕的果实，一年之计在于春，无论是种植速生叶菜、初夏瓜果或是移栽香草、果树，这个时候都是最适宜的。

僵化了一冬的筋骨在劳动中充分伸展，整地、播种、除草、浇水、剪枝，强度适中的小型田园劳作完全可以列入春季最值得推荐的有氧运动前5名！

达人秘笈

适合阳台种植的春季蔬菜

1 速生蔬菜

收获期在30~40天的小型蔬菜，以樱桃萝卜、鸡毛菜、菠菜、小葱、苦苣、生菜为代表，种植难度低，是入门级品种。它们的种植方式差不多，在整理好的花盆里撒上种子，撒得密一点儿也没关系，多出的苗可以作为沙拉食材。然后盖上薄薄一层土，拍实，用喷壶浇足水，坐等发芽。

这样种出来的春蔬能生吃的一定要生吃，否则就是"犯罪"。幼嫩的叶片、爽脆的口感、甜美多汁……反正所有能想到的新鲜食材形容词，它们都配得上。

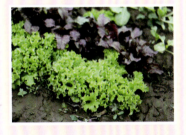

生菜

2 香草

爱做饭、爱吃的人多少都应该种几盆香草，它能让你的厨房时光惊喜连连。一般提到香草，薄荷、迷迭香、百里香是最常见的，鼠尾草、香蜂草、莳萝、紫苏、罗勒也算比较普及。其实，芝麻菜、旱金莲、茴香、虾夷葱、甜叶菊用处也很多，这些都可以在阳台种植。

种植香草并不难，只要记住两点：用透气的红陶盆配疏松植料，并给足阳光。其中，迷迭香、百里香、鼠尾草、香蜂草建议直接购买成株或小苗；紫苏、罗勒、芝麻菜、旱金莲都可以自己播种。

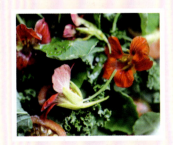

旱金莲

菠菜

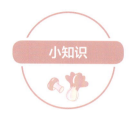

小知识

| 原产地 | 波斯（现在的伊朗） | 别　称 | 波斯菜、赤根菜等 |

菠菜原产于古代波斯国，《新唐书·西域传》记载了贞观二十年（647年）波斯进贡菠菜之事，在当时称其为菠棱菜。菠菜的名字正因为它是从波斯传入我国的，是唐太宗时期源于国外的贡品。菠菜现今极为常见，我国早已成为世界第一菠菜种植大国。

菠菜有很多别名，其中有一个别名是赤根菜，取其根的颜色命名。深绿色的菠菜叶子富含叶绿素，是完美的绿色添加物，人们也经常会榨取菠菜汁添加在面食中，丰富菜品的色彩和营养，其实在中世纪，画家就已经提取菠菜中的绿色素来混合成颜料了。

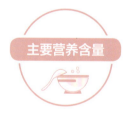

主要营养含量

菠菜是高蛋白、低热量、富含膳食纤维的食材

营养元素⋯⋯每100克含量

热量⋯⋯25千卡

蛋白质⋯⋯2.6克

脂肪⋯⋯0.3克

膳食纤维⋯⋯1.7克

碳水化合物⋯⋯4.5克

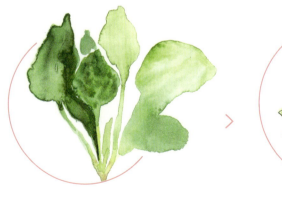

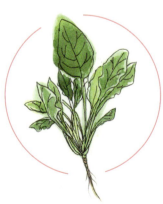

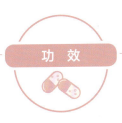

功 效

动画片《大力水手》中，主人公波比酷爱菠菜，吃掉一罐菠菜后便会力大无穷。动画片夸大了菠菜的功效，但事实上，菠菜确实是一种有利于健康的蔬菜，有"营养模范生"之称，它含有丰富的维生素C、胡萝卜素、蛋白质，也是维生素B_6、叶酸、钾、铁的优质来源，能给人体提供多种营养物质。

菠菜叶中还含有铬和类似胰岛素的物质，作用和胰岛素非常相似，可以在一定程度上协助血糖稳定。同时，菠菜富含植物粗纤维，有促进肠道蠕动的作用。

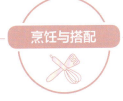

烹饪与搭配

菠菜是春季里百搭的应季时蔬，口感鲜美，茎和叶子都能食用，无论炒菜、凉拌还是做汤都滑嫩可口。将菠菜打成汁添加到菜品或饮品中，也是很好的食用方法。新鲜的菠菜汁能够释放菠菜叶中的胡萝卜素，营养成分可以更好地得到吸收。

需要注意的是，菠菜中含有的草酸容易与钙结合，形成草酸钙，最好不要与含钙丰富的豆制品、海带等同煮。草酸易溶于水，所以不论哪种做法，尽量都先将菠菜放入开水中焯烫片刻，这样能够有效地去除大部分草酸和涩味。菠菜的含水量高，下锅后会迅速缩小，但焯水后的菠菜叶更加翠绿，再做菜时不易出水，方便烹饪。

挑选与储存

最好选择色泽浓绿、根部为红色的菠菜，比较鲜嫩。用手摸一下叶片，较厚实、有弹性的说明水分较多，更为新鲜，如果叶片过大，口感会相对较老。

如果买回的菠菜较多，一时无法吃完，放入冰箱冷藏室保存即可。冷藏前，最好将菠菜洗净，吸干叶子表面水分，自然晾干后装入保鲜袋或简单裹上保鲜膜再放入冰箱中，可以保存两三天。

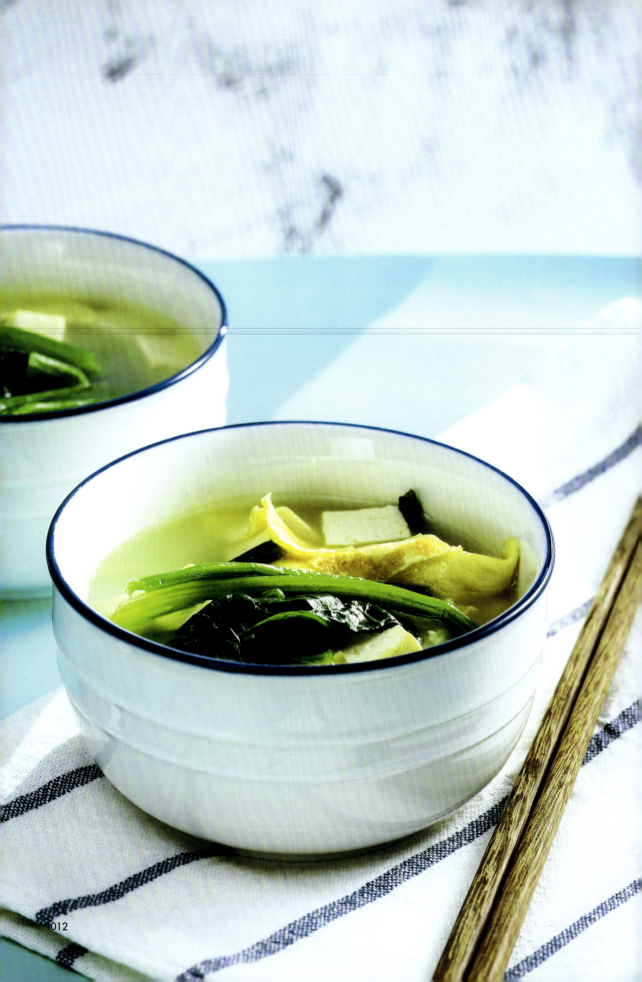

煎蛋菠菜豆腐汤

时间 20分钟　　难度 简单

用料

菠菜…4棵　　　　盐…3克　　　　　　香油…2毫升
北豆腐…半盒　　　食用油…20毫升　　　白胡椒粉…2克
鸡蛋…2枚

做法

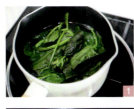
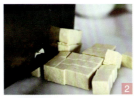
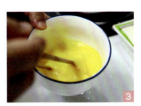
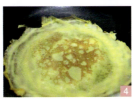
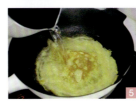
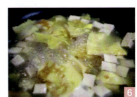

1　菠菜去根、洗净、切段，焯水备用。
2　北豆腐切成小块。
3　鸡蛋磕入碗中，加入白胡椒粉和1克盐，打散、搅匀。
4　不粘锅加热后倒油，将锅用油润一遍后倒出多余的油，倒入打散的鸡蛋，转动锅，将鸡蛋摊成蛋饼。
5　翻面，加两小碗水，用铲子将蛋饼捣成大碎片，煮5分钟左右。
6　煮至汤发白时下入豆腐煮开，再放入菠菜，淋入香油，加盐调味即可。

Tips ▶

1　摊蛋饼时油不要太多，可以润锅之后倒出多余的油，也可以用刷子或厨房纸巾将油刷在锅底，并且使用不粘锅。
2　汤的水量可以适量增减。

麻酱菠菜

时间 15分钟　难度 简单

用料

菠菜…200克
芝麻酱…50克
混合果仁碎…5克
食用油…2滴
香油…3毫升
盐…2克
生抽…5毫升

可选

辣椒油…2毫升
白糖…3克

做法

1. 菠菜去根、去黄叶、洗净,将茎和叶切分开备用。
2. 提前准备好凉白开或纯净水,倒入盆中,加入冰块备用。
3. 烧一锅热水,滴入几滴食用油,先放入菠菜茎焯烫30秒左右,至变软、变绿后立刻捞出,放入冰水中。再放入菠菜叶,同样焯烫后放入冰水中。过冰水可以让菠菜迅速冷却而保持碧绿。
4. 将菠菜茎与菠菜叶捞出后攥干水分,分别切成小段。
5. 准备一个杯子,将菠菜茎放入杯中压实,再放入菠菜叶压实,倒扣入准备好的盘中。
6. 在芝麻酱中分两三次加入少量凉白开,顺着一个方向搅拌澥开,待每次加的水完全吸收后再加下一次。继续加入生抽、盐、香油混合调味。
7. 将调味料淋在菠菜表面,撒上熟白芝麻、花生碎等混合果仁碎即可。

Tips ▶

1. 用于凉菜类的芝麻酱在澥开时可以稍稀一些,吃的时候不容易糊嘴。根据个人口味加入适量花生酱、辣椒油、白糖等其他调料。
2. 焯水可以去除菠菜中大部分草酸。
3. 将菠菜茎和叶分开是因为受热时间不同,也可以不分开,直接混合在一起。

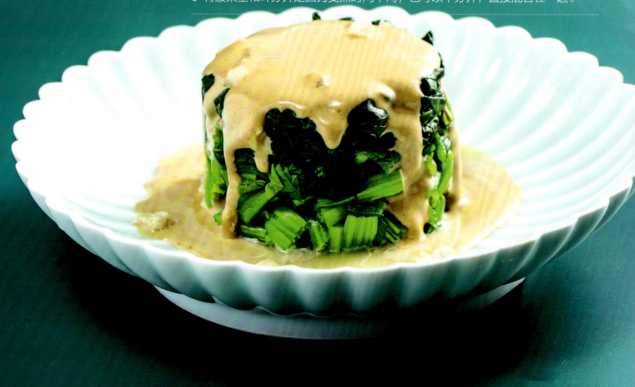

上汤菠菜

时间 15分钟　难度 简单

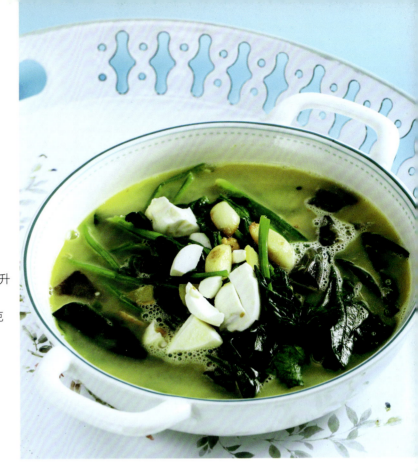

用料

菠菜…6棵
咸鸭蛋…1个
松花蛋…1个
姜…3片

蒜…6瓣
食用油…15毫升
盐…2克
白胡椒粉…1克

Tips ▶

1 中餐里常会用到白胡椒粉,在蛋类菜肴中使用可以去腥、增香。
2 将菠菜换成娃娃菜、盖菜等其他蔬菜,可以解锁更多上汤类菜肴。

做法

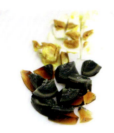

1 菠菜去根、洗净,焯水备用,将松花蛋和咸鸭蛋去壳,切块备用。

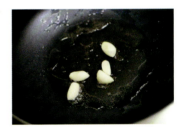

2 热锅倒油,放入姜片、蒜瓣炒至蒜瓣金黄。

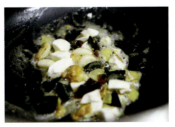

3 倒入松花蛋、咸鸭蛋,炒至冒出泡沫。

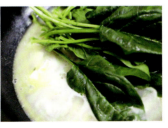

4 倒入一碗水煮开,放入菠菜,用盐和白胡椒粉调味即可。

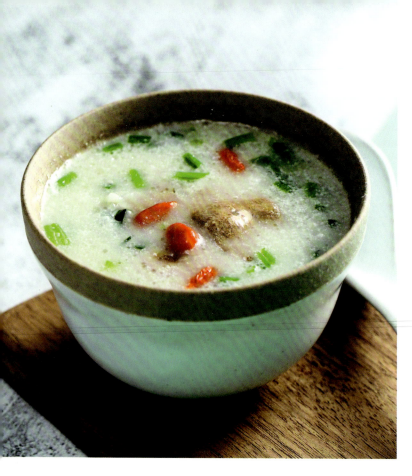

菠菜猪肝粥

| 时间 | 1.5小时（含浸泡时间） |
| 难度 | 中等 |

用料

菠菜…3棵　　　香油…5毫升
大米…70克　　　盐…3克
猪肝…100克　　　鸡精…1克
枸杞子…10克　　　白胡椒粉…2克
花生油…5毫升　　　淀粉…5克

做法

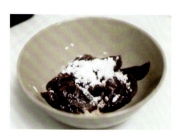 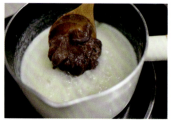 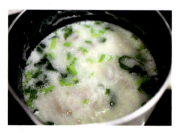

1　猪肝切薄片，冲洗净血水后攥干水分。加入淀粉、1克盐、1克白胡椒粉和香油，抓匀、腌制入味。

2　菠菜洗净、去根、切碎，焯水备用；大米提前用清水浸泡1小时后倒入锅中，加入2倍清水，熬煮30分钟左右成粥底。粥底熬好后加入鸡精、2克盐，下入猪肝。

3　粥再次沸腾1分钟后下入菠菜碎和枸杞子，调入花生油和白胡椒粉即可。

Tips ▶

1　猪肝先切片，再用流水反复冲洗，直至水变清，不再有血水为止。
2　煮粥时提前浸泡大米可以缩短熬煮时间，粥底也会煮得更加充分。
3　最后淋入一些花生油可以增香、去腥。

菠菜青酱意面

时间 30分钟　难度 简单

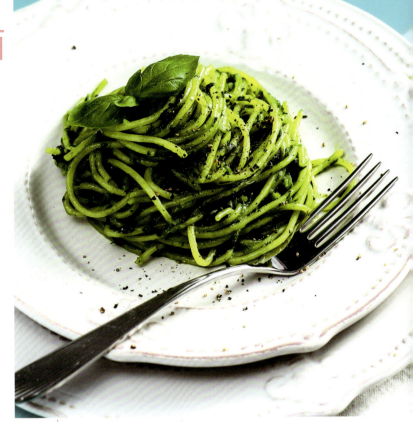

用料

菠菜…200克
意大利面…80克
新鲜罗勒…30克
牛奶…30毫升
蒜末…5克

黄油…20克
盐…8克
黑胡椒碎…2克
食用油…5毫升

Tips ▶

煮面时加入一点儿油可以防粘连，加盐可以让意大利面有一些底味。

做法

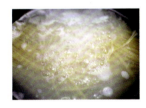 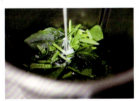 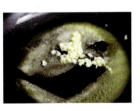 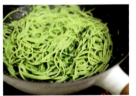

1. 锅中放入足量水，加入油和5克盐，水开后放入意大利面，煮至六成熟时捞出，过凉水备用。

2. 菠菜洗净、去根、焯水，与新鲜罗勒一起放入料理机中，放入3克盐和牛奶，搅打成青酱。

3. 不粘锅加热后放入黄油化开，放入蒜末炒香。

4. 放入意大利面、青酱和黑胡椒碎炒匀，面条均匀裹上酱汁即可装盘，点缀新鲜罗勒。

韭菜

小知识

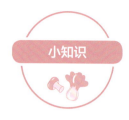

原产地 中国　**别　称** 长生韭、起阳草

　　李时珍的《本草纲目》中记载："韭菜春食则香，夏食则臭。"春天的韭菜最为鲜嫩，温补养阳。韭菜外形上有宽叶和窄叶之分，宽叶韭在北方栽培较多，细叶韭多在南方种植，还有一种韭黄，是避光栽培而形成的，虽然叶子发黄，但香味不减。另外，韭菜苔和韭菜花也以菜品和辅助调味的形式出现在餐桌上。

　　韭菜具有辨识度很高的浓郁辛香味，这是因为它含有挥发性精油及含硫化物，既能促进食欲、疏调肝气，也有一定的杀菌功效。吃完韭菜后嘴巴里味道很重，也是因为韭菜中的硫化物成分残留，可以喝些牛奶，牛奶中的蛋白质与硫化物中和，能够去除部分味道。

主要营养含量

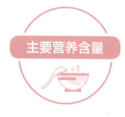

韭菜是低热量、富含膳食纤维和维生素的食材

营养元素	每100克含量
热量	25千卡
蛋白质	2.4克
脂肪	0.4克
膳食纤维	1.4克
碳水化合物	4.5克

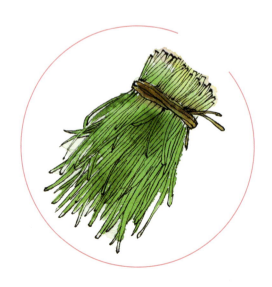

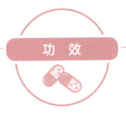

功 效

韭菜含有丰富的水分，热量较低，富含维生素C、维生素E、维生素B_1、维生素B_2、胡萝卜素以及钙、铁、镁、锌等矿物质。

韭菜中还含有较多的膳食纤维，能够促进肠胃蠕动，调节肠道的微生态，帮助消化和排出体内毒素，所以中医把韭菜称为"洗肠草"。

烹饪与搭配

韭菜风味独特、味道鲜美，既可以在菜品中担任主角，也能够起到辅助提香的调味作用。韭菜常用于炒菜，荤素皆可搭配。另外，也多用来做馅料、烧烤、搭配海鲜等，还可以生腌后直接吃。过多食用韭菜容易引起上火，肠胃虚弱的人群避免多食。

挑选与储存

韭菜叶子比较平展、直长且翠绿的更新鲜，叶子颜色越深的越老。购买时要选择颜色鲜绿、闻起来辛香气味较浓的，还可以用手掐韭菜根部，若能直接掐断，说明水分充足，较为新鲜。如果根部已被切掉，观察切口是否新鲜。

新鲜韭菜买回家如果不立即吃，可以用报纸包好，放在阴凉避光处或冰箱冷藏室储存两三天。

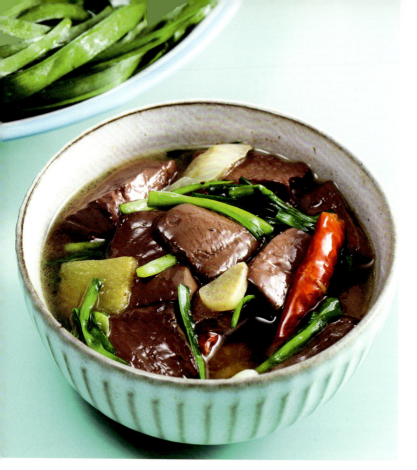

韭菜炒鸭血

| 时间 | 20分钟 | 难度 | 简单 |

用料

韭菜…100克　　食用油…15毫升
鸭血…250克　　盐…3克
干辣椒…4个　　生抽…10毫升
葱末…5克　　　白胡椒粉…3克
蒜末…5克　　　高汤或水…30毫升
姜片…5克　　　水淀粉…10毫升

做法

1. 韭菜洗净，根部切掉1厘米左右，切寸段备用。
2. 鸭血切厚片，放入热水中焯烫至变色后捞出，沥干备用。
3. 炒锅热油，放入葱末、蒜末、姜片、干辣椒爆香。
4. 加入韭菜翻炒片刻，将高汤或水沿着锅边淋入，加入盐、生抽、白胡椒粉调味。
5. 轻轻地下入鸭血，搅动几下，注意不要将鸭血搅碎，盖上锅盖，小火煮5分钟左右。
6. 再次翻动，出锅前淋入水淀粉，打薄芡即可。

Tips ▶

鸭血在炒之前焯水，能够去除腥味且在炒时不易碎。鸭血要煮透，但不能煮太长时间，用筷子戳一下，看不到血丝即可。

炒合菜

| 时间 | 15分钟 | 难度 | 简单 |

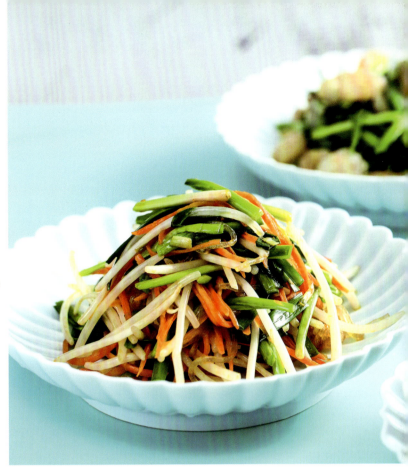

用料

韭菜…150克
绿豆芽…100克
粉丝…25克
胡萝卜…80克
小葱碎…10克
食用油…25毫升
盐…2克
生抽…15毫升

做法

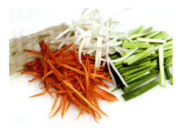

1. 粉丝用清水泡软，韭菜择洗干净后切段，胡萝卜切丝，绿豆芽去掉两头。

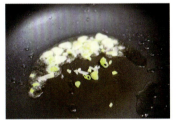

2. 热锅倒油，加入小葱碎煸香。

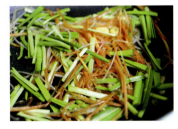

3. 倒入胡萝卜丝炒软，倒入韭菜和粉丝翻炒。

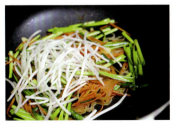

4. 加入生抽、盐、绿豆芽翻炒均匀即可。

Tips ▶

1. 需要注意食材下锅的顺序，不容易熟的胡萝卜先下锅，需要保留清脆口感的绿豆芽最后下入，快速翻炒即可出锅。

2. 豆芽去掉两头可以让口感更好，更易入味，还能去掉豆腥味。只去掉根部、保留头部的豆芽则更有营养，可根据自己的需求选择。

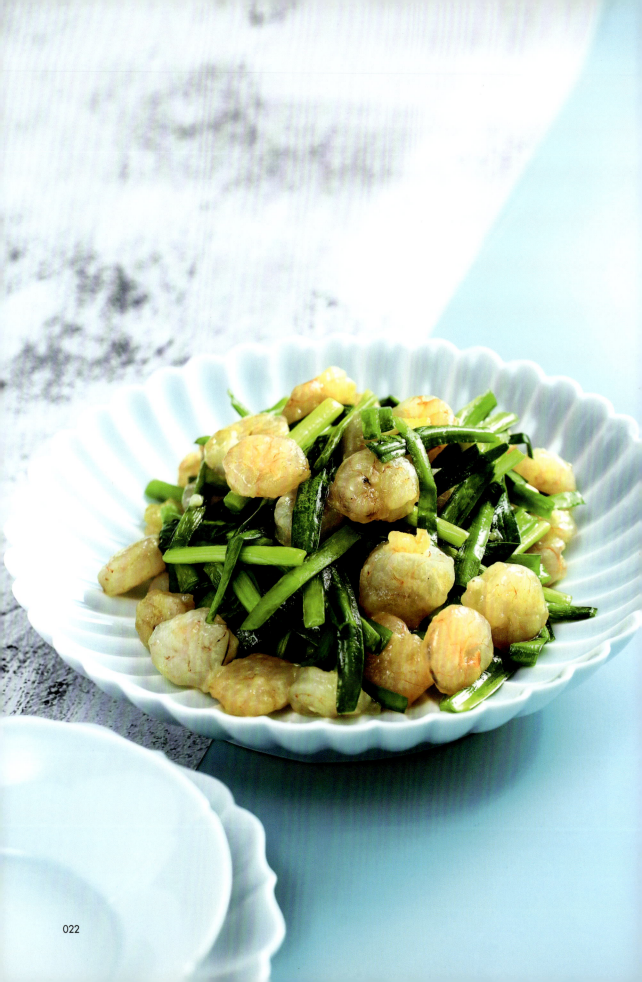

韭菜炒虾仁

时间 20分钟　难度 简单

用料

韭菜…200克　　食用油…20毫升　　淀粉…10克
虾仁…200克　　盐…3克　　　　　白胡椒粉…3克
蛋清…半个　　　料酒…10毫升
姜片…5克　　　　生抽…10毫升

做法

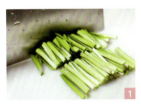 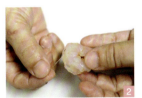 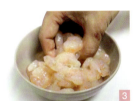
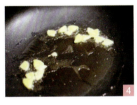 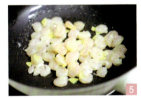 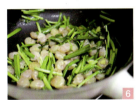

1 韭菜择洗干净，切长段备用。
2 虾仁挑去虾线，洗净后沥干水。
3 加入料酒、白胡椒粉、蛋清、淀粉抓匀，腌制片刻。
4 热锅倒油，下入姜片煸香。
5 倒入虾仁快速划散至虾仁变色。
6 放入韭菜段，调入盐和生抽，炒匀即可。

Tips ▶

1 用韭菜中部靠根的部分炒这道菜，成品更美观。韭菜叶较软，可以做馅料。
2 调味时可以加入一点儿生抽，不会影响菜品清爽翠绿的颜色，同时可以增加鲜味。不要使用颜色太深的老抽和红烧酱油类。

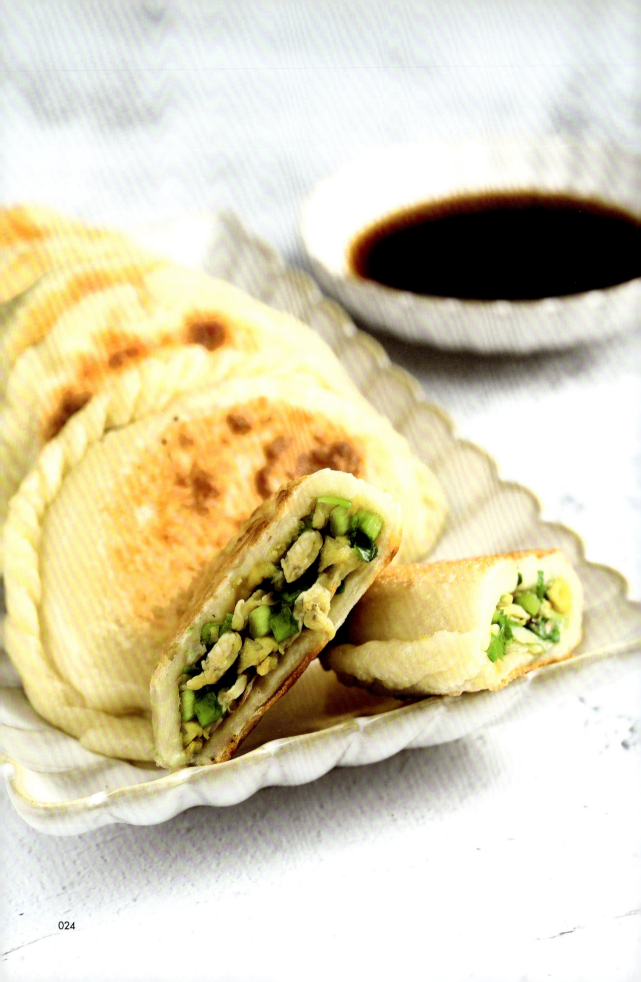

韭菜盒子

| 时间 | 40分钟 | 难度 | 中等 |

用料

韭菜…200克　　虾皮…30克　　五香粉…3克
面粉…200克　　盐…3克　　　生抽…10毫升
鸡蛋…3枚　　　食用油…20毫升　香油…5毫升

做法

Tips ▶
1. 韭菜要从头开始切成小碎粒，不要剁碎。
2. 调有蔬菜的馅料时，需要在最后再加盐，不然蔬菜会出水。
3. 面皮要擀得薄一些，太厚不容易煎熟，口感也不好。

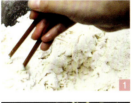
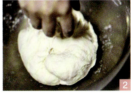
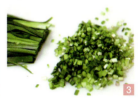
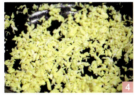
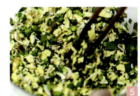
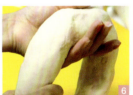
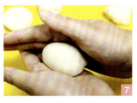
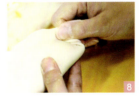
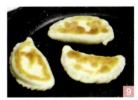

1. 面粉放入不锈钢盆中，边倒入温水边用筷子搅拌，直至面粉成絮状。
2. 用手将其揉成光滑的面团，盖上盖子醒面，开始准备馅料。
3. 韭菜择洗干净、切碎，放入盆中备用。
4. 锅中加入10毫升油烧热，下入打散的鸡蛋，用筷子快速划碎凝固的蛋液，直至蛋液全部凝固并用铲子铲成鸡蛋碎。
5. 将鸡蛋碎、虾皮、剩余的油、五香粉和香油加入到切碎的韭菜中，拌匀。
6. 在案板上撒一些面粉（分量外），将面团放在案板上揉成长条。
7. 揪成比饺子稍大的剂子，擀成圆形面皮。
8. 面皮都准备好时，在馅料中加入盐和生抽拌匀，包入面皮中，封口，捏出花边。
9. 锅中刷一层油（分量外），加热后放入韭菜盒子，小火煎至两面金黄即可。

笋

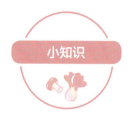

小知识

原产地 中国　**别　称** 生笋、竹笋

笋是春日时蔬中最具代表性的食材。笋贵在鲜，李渔在《闲情偶寄》中赞其为"蔬食中第一品"，美食家苏东坡也说过："宁可食无肉，不可食无笋。"

中国人吃笋的历史可以追溯到三千多年前。《诗经》中有云："其籁维何，维笋及蒲。"自古以来，笋就被视为上佳食材，《红楼梦》中也出现了"火腿鲜笋汤"。现在，全国各地都有以笋为主的经典菜：江南菜系中的腌笃鲜、油焖春笋、春笋步鱼、竹笋腌鲜汤，上海菜中的枸杞春笋，陕西菜中的春笋焖肉等。

笋是竹的幼芽，四季皆有，春笋、冬笋味道最佳。春笋鲜嫩，冬笋肥美，冬笋和春笋相比蛋白质含量更高，膳食纤维含量略低，它们有不同的口感和风味，也决定了烹饪方式的区别。

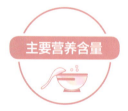

主要营养含量

笋是富含膳食纤维的食材

营养元素⋯每100克含量

热量⋯25千卡

蛋白质⋯2.4克

脂肪⋯0.1克

膳食纤维⋯2.8克

碳水化合物⋯5.1克

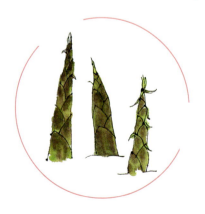

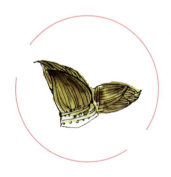

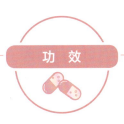

功效

笋的热量很低,是理想的减脂食材,且营养丰富,不仅含有植物蛋白和人体必需的微量元素,而且膳食纤维含量很高,是一种高蛋白、低脂肪、膳食纤维丰富的营养美食。但胃肠功能欠佳的人群不宜多食,不易于消化。

笋富含蛋白质、氨基酸、钙、磷、铁、胡萝卜素和维生素B_1、维生素B_2、维生素C等成分,有较高的药用价值,中医认为笋有消食、利便、明目等功效。

烹饪与搭配

笋甘甜爽脆,是浑然天成的美味。做法很多,炒、烧、煮、煨、炖等皆可。对于笋的最佳烹制,清代文学家李渔曾用8个字形容:"素宜白水,荤用肥猪"。笋本身的鲜味特别适合与丰腴的肉类搭配,将春天的鲜美味道尽情显现。

笋最精华的部分就是极鲜嫩的笋尖,直接清炒或凉拌最佳;中间部位的笋节适合切片、切丝,和其他食材搭配;最下方靠近底部的部分质地和口感较粗,适合煲汤、焖煮等,和肉类搭配,更为腴美。笋也常被制成笋丝、笋干、酸笋等,作为配菜和风味小菜佐餐。

挑选与储存

看笋壳:以嫩黄色为佳,说明是刚刚长出的新笋。

剥笋肉:剥开笋壳,肉质颜色发白的,质地较鲜嫩。

摸笋节:笋节间越紧密,笋肉的质地越细嫩。

春笋形状较为细长,笋壳较薄,徒手从根部开始向上一层一层剥掉笋壳即可。

完整未剥的笋储存时,直接放入保鲜袋中即可,笋尖朝上,室温阴凉处存放;已经剥壳的笋,用保鲜膜裹好,放入冰箱冷藏,最好尽快食用。

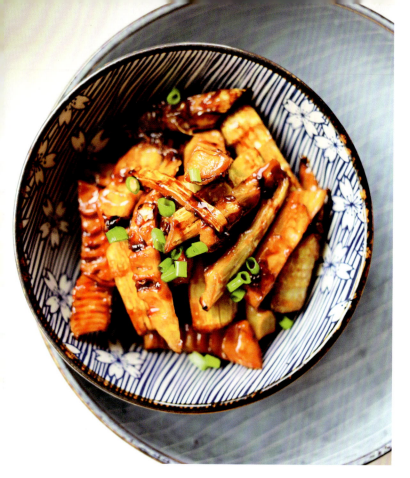

油焖春笋

时间 25分钟　难度 简单

用料

春笋…2根　　　白糖…20克
葱花…5克　　　香油…5毫升
食用油…30毫升　生抽…10毫升
盐…8克　　　　老抽…5毫升

做法

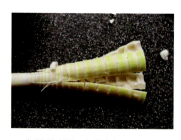

1 春笋从根部向上划一刀，剥去笋壳，切掉老根，用手或刀拍散，切长条。

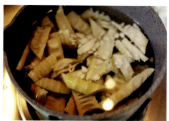

2 下入沸水中，加4克盐，煮5分钟后捞出。

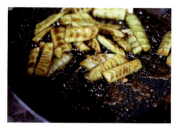

3 炒锅烧热，倒油，放入春笋炒至边缘焦黄，加100毫升清水（或鸡汤）烧开，加入生抽、老抽、白糖和4克盐调味，转小火煮5分钟，最后大火收汁。滴入香油，出锅前撒葱花即可。

Tips ▶

春笋的纤维较粗且含有草酸，适合用较多油脂来软化它的纤维。油焖春笋油多、偏甜，如果不喜甜可减少白糖的用量。如果笋涩味较大，可以在焯水前用清水泡一会儿，焯水时滴几滴白醋，可以更加彻底地去除涩味。

冬笋炒腊肉

| 时间 | 40分钟 | 难度 | 中等 |

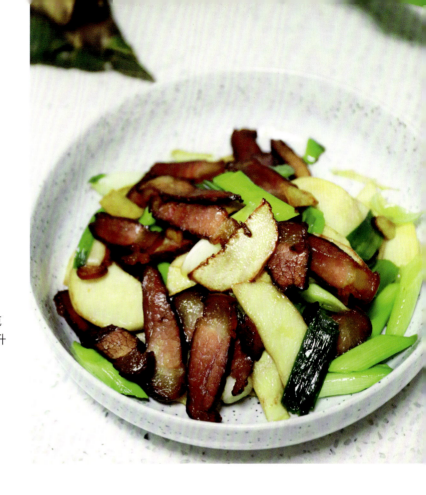

用料

冬笋…1根　　　蒜片…5克
蒜苗…2根　　　姜片…5克
腊肉…50克　　　白糖…5克
食用油…20毫升　生抽…10克
葱段…5克　　　香油…3毫升

做法

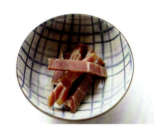 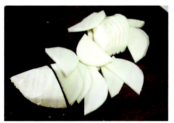 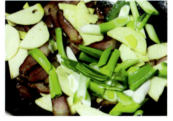

1 将腊肉放入水中煮10分钟，关火浸泡20分钟，捞出切薄片。

2 冬笋去壳，对半切开后切薄片，焯水。将蒜苗的根和叶分开，斜刀切片。

3 热锅中倒油，下入葱、姜、蒜爆香，下入腊肉炒至肥肉透明后盛出，下笋片和蒜苗根翻炒，放生抽和白糖调味。放入腊肉，撒入蒜苗叶、淋入香油出锅。

Tips ▶

1 炒腊肉多用冬笋，用其他季节的笋制作也一样美味。
2 腊肉烹饪前都要煮一下，一是可以让腊肉更柔软、更香，二是去掉过多的盐分，吃起来才不会太咸。
3 腊肉和其他食材一起炒时要单独给其他食材调味，不要混合后再调味，否则腊肉会过咸，其他食材却还比较淡。

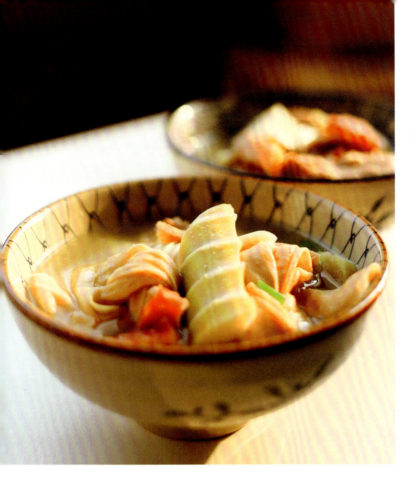

腌笃鲜

时间 60分钟　难度 中等

用料

春笋…2根　　小葱…3棵
咸肉…80克　　姜…2片
五花肉…100克　葱花…5克
百叶结…200克

可选

火腿…20克

做法

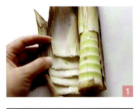
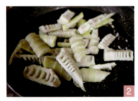
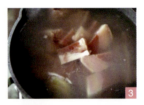
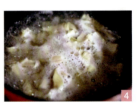
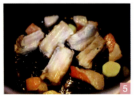
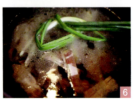
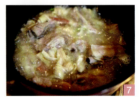

1. 春笋从根部向上划一刀，剥去笋壳，切掉老根，切滚刀块。
2. 将春笋焯水5分钟，去掉涩味，捞出备用。
3. 咸肉和五花肉切小块、焯水。
4. 百叶结焯水，去掉豆腥味，捞出备用。
5. 热锅中倒少许油，下入姜片、五花肉和咸肉，翻炒出油。
6. 加入清水、小葱和火腿，煮开后下入春笋，小火煮20分钟。
7. 放百叶结炖煮5分钟，出锅前撒葱花即可。

芽菜肉末春笋

| 时间 | 20分钟 | 难度 | 简单 |

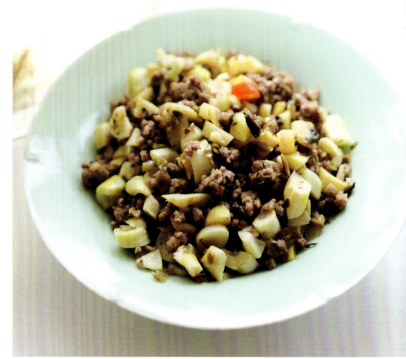

用料

袋装春笋…1袋　　盐…2克
芽菜…40克　　　白糖…8克
肉末…80克　　　生抽…8毫升
小米辣…1个　　　白胡椒粉…2克
菜籽油…25毫升

Tips ▶
如没有鲜笋，袋装笋也可以。不仅方便，而且更易于消化，不伤胃，无涩味。

做法

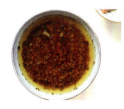 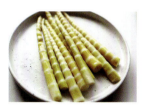 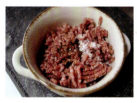 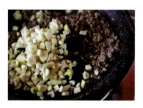

1. 芽菜用清水浸泡，去除多余盐分和杂质，捞出沥干水分。

2. 将袋装春笋取出，冲水后切碎。小米辣切碎。

3. 肉末中加入5毫升生抽、白胡椒粉、盐和5克白糖，搅拌均匀，腌制5分钟。

4. 炒锅烧热，倒入油，下肉末煸香，肉末变白后加入芽菜和笋丁，炒匀后加入剩余的生抽、白糖和小米辣，翻炒均匀。

莴笋

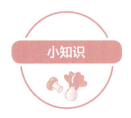

小知识

| 原产地 | 地中海沿岸 | 别　称 | 莴苣、青笋、千金菜 |

莴笋原产于地中海地区，7世纪初由西亚传入我国。宋代陶谷所著的《清异录》中记载："呙国（古代西域国名）使者来汉，有人求得菜种，酬之甚厚，故因名千金菜，今莴苣也。"

根据食用部位不同，分为茎用莴笋和叶用莴笋，我们常吃的茎用莴笋，其茎肥如笋、色泽翠绿、肉质细嫩，所以被称为莴笋。

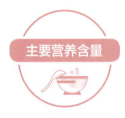

主要营养含量

莴笋是低热量、低脂肪食材

营养元素	每100克含量
热量	15千卡
蛋白质	1克
脂肪	0.1克
膳食纤维	0.6克
碳水化合物	2.8克

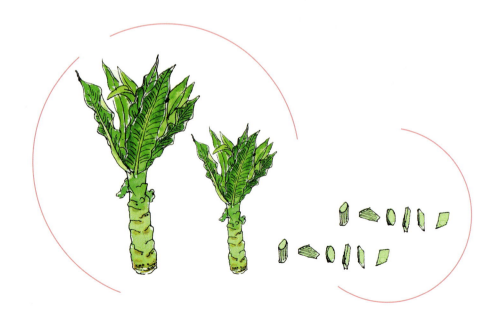

功　效

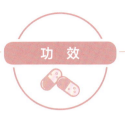

莴笋含有丰富的蛋白质、膳食纤维以及钾、锌和多种维生素，还含有丰富的胡萝卜素和人体可吸收的铁元素，能促进肠壁蠕动，促进消化，有加速代谢的功效。

烹饪与搭配

莴笋茎部质地细嫩、口感爽脆，适合凉拌、炝炒或腌渍等做法，也可用来做汤和配料等。在烹饪时，要尽量避免温度过高和烹煮时间过长，否则会破坏莴笋的营养成分，也失去了莴笋原本脆嫩的口感。

莴笋通常食用茎部，其实它的茎叶都可以做菜。和芹菜一样，莴笋叶的营养价值也高出根茎很多，并且有清热解毒的功效，常见的做法是焯水后凉拌或清炒。

挑选与储存

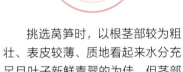

挑选莴笋时，以根茎部较为粗壮、表皮较薄、质地看起来水分充足且叶子新鲜青翠的为佳，但茎部过粗的莴笋容易空心，最好不要购买。新鲜的莴笋闻起来有一股淡淡的清香味。

莴笋放置在阴凉通风处可储存一两天，最好用保鲜膜包好，也可放入冰箱中冷藏。莴笋茎部外皮较厚，用削皮刀或菜刀削去表皮，露出青嫩的部分即可。削皮时，从较细的一端向根部削至没有带白筋的程度即可，白筋较粗糙，影响食用口感。

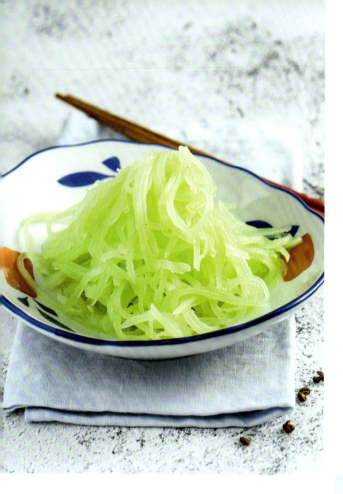

炝拌莴笋丝

时间 10分钟   难度 简单

用料

莴笋…半根　　　盐…3克
花椒…5克　　　白糖…3克
花生油…20毫升

做法

1. 莴笋去皮、擦成丝，放入开水中焯10秒，捞出过冰水。
2. 小碗中放入适量花椒，倒入烧热的花生油，炸出香味，捞出花椒丢弃。
3. 将花椒油倒入笋丝中，加入白糖、盐，拌匀即可。

Tips ▶
凉拌菜经常需要"过冰水"降温冰镇，冰过的食材会更加爽脆，菜品也更加开胃爽口。

用料

莴笋…半根　　　盐…3克
干腐竹…20克　　白糖…3克
香菇…2个　　　生抽…10毫升
姜片…3克　　　蚝油…10克
食用油…20毫升

做法

1. 莴笋去皮后切块，香菇去蒂、切片，腐竹提前泡软后切长段，沥干水分。
2. 不粘锅烧热后倒油，下入姜片爆香，下入腐竹干煸至金黄焦香，加入香菇、莴笋翻炒。
3. 淋入半碗水，调入蚝油、生抽、盐、白糖，煮至汤汁基本收干即可。

Tips ▶
干腐竹需要提前泡发，鲜的冷冻腐竹不适合做这道菜。经过干煸的腐竹和香菇更加鲜香，也将鲜味物质释放在了汤中，让莴笋也吸收了鲜味。

莴笋香菇烧腐竹

时间 50分钟（含泡腐竹时间）   难度 简单

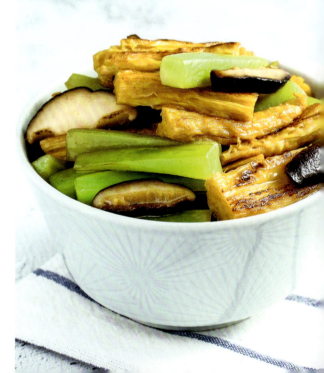

莴笋木耳炒肉片

时间 20分钟　难度 简单

用料

莴笋…半根
五花肉…80克
木耳…5克
蒜片…5克
姜片…5克
盐…5克
生抽…10毫升

Tips ▶

莴笋制作前要去皮、去根，削掉表面白色的筋，否则会影响口感。

做法

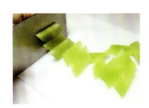 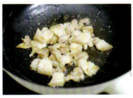 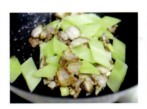 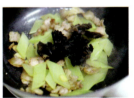

1. 五花肉切片，莴笋去皮、切菱形片，木耳泡发后去根、洗净、撕成小朵。

2. 不粘锅烧热，倒入五花肉煸炒出油，五花肉微焦。

3. 放入蒜片和姜片爆香，放入莴笋片，淋入半碗水，调入盐和生抽，翻炒至莴笋片翠绿、有透明感。

4. 放入木耳翻炒后出锅。

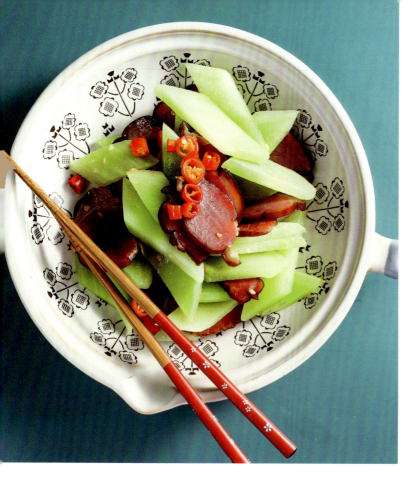

莴笋炒腊肉

时间 50分钟　难度 简单

用料

莴笋…半根
后腿腊肉…200克
小米辣…1个

食用油…15毫升
盐…2克
白糖…3克

做法

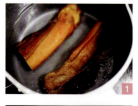
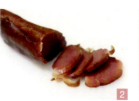
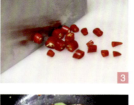
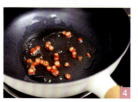
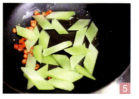
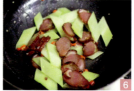

1. 腊肉洗净后放入锅中，加入大量清水煮开。
2. 煮40分钟左右取出，稍放凉后切片。
3. 小米辣切圈，莴笋去皮、切片。
4. 不粘锅倒油烧热，下入小米辣煸炒。
5. 倒入莴笋和20毫升水，调入盐和白糖。
6. 莴笋熟后下入腊肉，翻炒均匀即可。

Tips ▶

菜谱中使用的腊肉较瘦，如果使用的腊肉肥肉居多，则要先干锅煸炒腊肉至肥肉出油、变透明卷曲，捞出后再下入莴笋炒熟，最后放入腊肉炒匀。

莴笋烧鸡

时间 40分钟　难度 中等

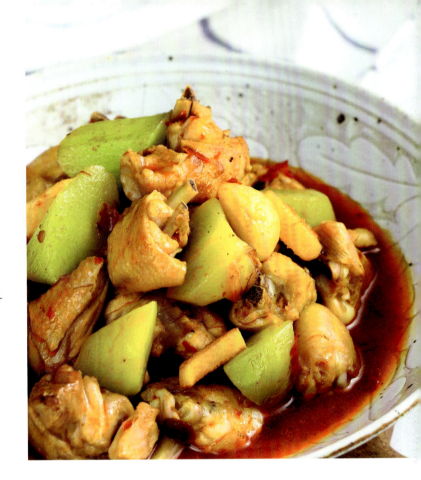

用料

莴笋…半根
鸡腿和鸡翅…各2个
姜片、蒜瓣、大葱片…各5克
食用油…20毫升
郫县豆瓣酱…30克
生抽…5毫升
盐…2克
白糖…3克

做法

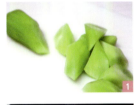 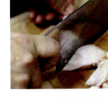 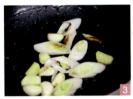 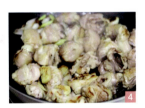
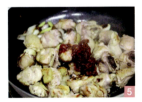 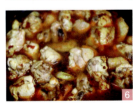 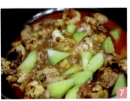

1. 莴笋去皮、切滚刀块。
2. 鸡腿和鸡翅剁成小块。
3. 不粘锅倒油烧热，放入姜片、蒜瓣和大葱片炒至微焦且散发出香味。
4. 下入鸡块翻炒至边缘金黄、焦香。
5. 再放入郫县豆瓣酱、生抽、盐、白糖炒匀。
6. 加适量清水，不要没过食材，煮20分钟。
7. 下入莴笋块，再煮10分钟，莴笋煮熟且还保持脆爽口感时即可出锅。

芹菜

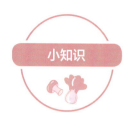

小知识

原产地 地中海地区和中东地区　**别　称** 胡芹、药芹

早在汉代，芹菜便通过丝绸之路经过中亚传入我国，至今已有两千多年的历史。芹菜最初传入时仅用来观赏，被发现可食用后，人们才开始进行栽培和种植，经过培育和改良，慢慢成为适应我国生长环境的细长叶柄芹菜，也叫中国芹菜。古时，学子们在赴考前，要到孔庙前的泮池采些芹菜插在帽子上，再去孔庙祭拜，称为"采芹"，因此读书人又被称之为"采芹人"。

芹菜是伞形科的蔬菜植物，根据叶柄及颜色，分为旱芹（青芹）、水芹（白芹）、西芹（香芹）。由于具有特殊气味，人们将它作为药用和香料，所以芹菜也有"药芹"之称，它的香味来源于其中有挥发性的芳香油。

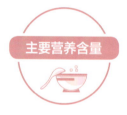

主要营养含量

芹菜是低热量、富含膳食纤维的食材

营养元素⋯每100克含量

热量⋯13千卡

蛋白质⋯2.2克

脂肪⋯0.2克

膳食纤维⋯1.6克

碳水化合物⋯3.1克

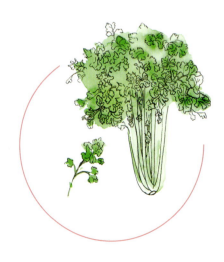

功 效

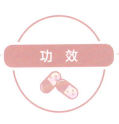

芹菜闻起来辛香浓郁，富含蛋白质、碳水化合物、胡萝卜素、B族维生素、钙、磷、铁、钠等营养元素，能够开胃健脾、增进食欲，促进儿童生长发育，还可缓解动脉硬化、神经衰弱等。芹菜中还含有较多的黄酮类化合物，具有降血脂和增强机体免疫力的作用。

芹菜中含有丰富的钾和酸性的降压成分，有一定的降压作用。同时，芹菜对血管硬化、神经衰弱能起到缓解作用。芹菜性凉，脾胃虚的人群尽量减少食用。

烹饪与搭配

芹菜口感清爽、风味独特，既可热炒、凉拌，也常作为馅料，有多种吃法。芹菜品尝起来脆嫩多汁，富有多筋的纤维感。

在日常食用芹菜时，我们常常只食用芹菜的茎部，其实芹菜叶比茎更有营养。芹菜叶中的胡萝卜素比茎高出10倍，叶子的烟酸、维生素B_2、维生素C含量都是茎的2倍多，所以最好不要丢掉叶子。

挑选与储存

要挑选茎宽厚、质地较硬、容易折断的，叶子要色泽鲜绿青翠，闻起来有浓烈的香味，且颜色越深，味道越浓。芹菜的茎中容易藏沙土，要注意清洗靠近根部的位置。天气较热时，买回的芹菜容易弯曲、打蔫，可以清洗后放入冰水中浸泡几分钟。

储存时，可以直接装入保鲜袋或用保鲜膜包好，放入冰箱冷藏。

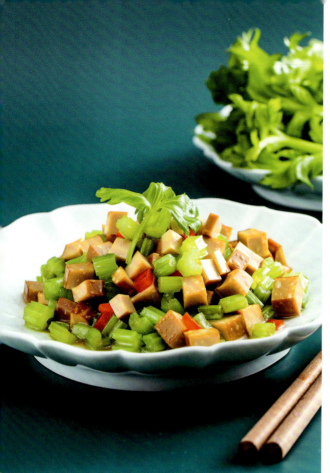

芹菜炒鸡蛋干

时间 15分钟　　难度 简单

用料

芹菜…200克　　蒜末…3克
鸡蛋干…50克　　食用油…15毫升
红甜椒…1/4个　　盐…3克
葱花…5克　　白糖…3克
姜末…3克　　生抽…10毫升

做法

1. 芹菜洗净，去叶、去根后切小丁，鸡蛋干切成与芹菜丁差不多大小的丁，红甜椒切丁备用。
2. 炒锅烧热后倒油，放入姜末、蒜末炒香，放入芹菜丁翻炒片刻，倒入鸡蛋干、盐、白糖、生抽炒匀，加入红甜椒丁翻炒后出锅，盛盘后撒上葱花即可。

捞汁西芹

时间 12分钟　　难度 简单

用料

西芹（或马家沟芹菜）…1棵
苹果醋…20毫升
生抽…10毫升
雪碧…30毫升
芥末油…2毫升

捞汁

葱油…10毫升

做法

1. 先用削皮刀刨去西芹表面的老筋，再竖着刨成薄片。
2. 放入冰水中浸泡10分钟，捞出后调入捞汁，拌匀即可。

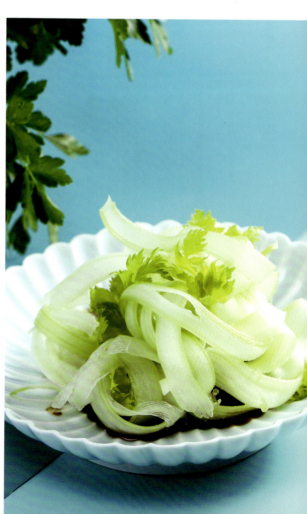

卤花生拌芹菜

时间 30分钟　难度 简单

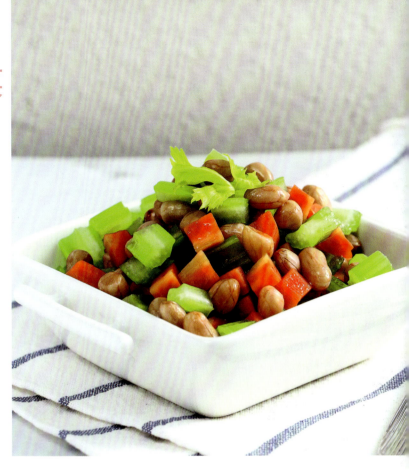

用料

西芹…半棵
花生米…80克
胡萝卜…半根
盐…3克
香油…5毫升

卤料
干辣椒…2个
花椒…3克
香叶…1枚
八角…1枚
盐…10克

做法

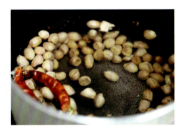

1 锅中放入适量水，放入花生米和卤料，大火煮开后转小火煮20分钟，捞出备用。

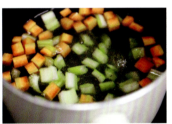

2 另起锅烧开水，将西芹和胡萝卜洗净后切成花生米大小，焯水后过冰水。

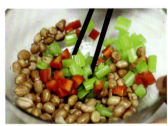

3 沥干后放入碗中，调入盐和香油，放入花生米拌匀即可。

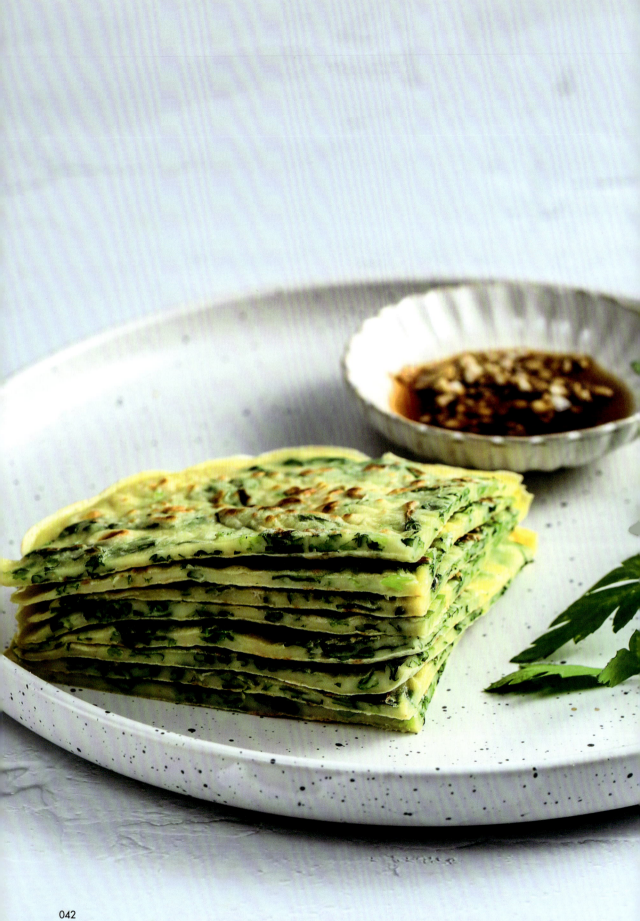

芹菜叶蛋饼

时间 20分钟　难度 简单

用料

芹菜叶…70克　　食用油…10毫升　　可选
面粉…60克　　　盐…3克　　　　　蒜泥…适量
鸡蛋…1枚　　　　　　　　　　　　香醋…适量

做法

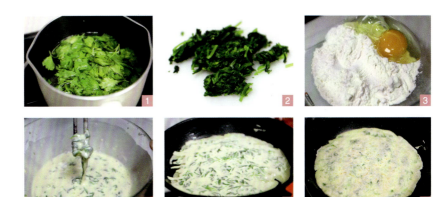

1 选择鲜嫩的芹菜叶，洗净后焯水。
2 将芹菜叶捞出，挤干水分，切碎备用。
3 将面粉倒入盆中，磕入鸡蛋，倒入冷水，调成面糊。
4 放入芹菜叶和盐拌匀。
5 在不粘平底锅中刷上一层油，倒入面糊，转动锅，将面糊均匀摊成饼。
6 翻面，双面煎熟后切成三角形，盛盘即可。可用蒜泥和香醋调成料汁，蘸食。

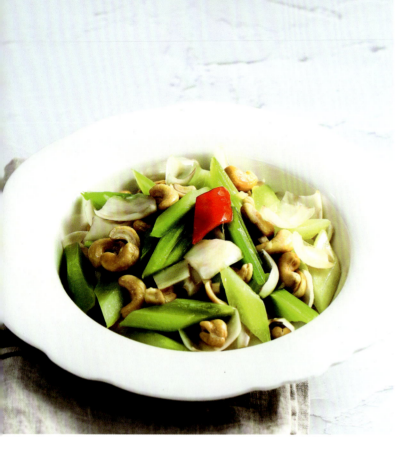

西芹百合腰果

时间 20分钟　难度 简单

用料

西芹…半棵　　　蒜末…5克
鲜百合…半个　　食用油…15毫升
腰果…50克　　　盐…3克
红甜椒…15克　　白糖…3克

做法

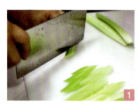 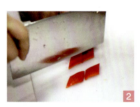 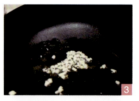

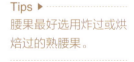
Tips ▶
腰果最好选用炸过或烘焙过的熟腰果。

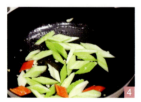 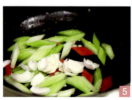 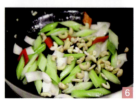

1 西芹掰开、洗净，斜刀切成菱形块。
2 红甜椒切菱形片，鲜百合切去头尾后掰开。
3 不粘锅倒油，放入蒜末，小火炒香。
4 下入西芹和红甜椒翻炒。
5 再放入鲜百合翻炒。
6 最后放入腰果、盐和白糖，炒匀即可。

香芹炒肉

| 时间 | 15分钟 | 难度 | 简单 |

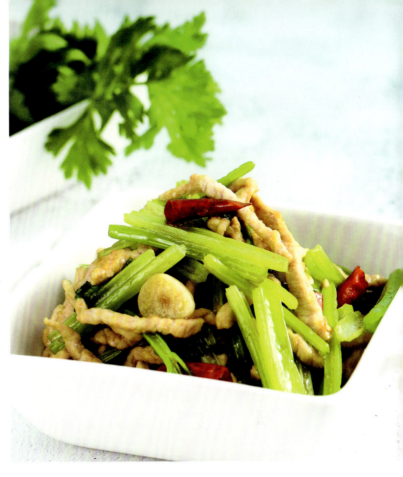

用料

香芹…200克
瘦猪肉丝…200克
蒜片…3克
姜末…3克
干辣椒…3个

淀粉…10克
食用油…20毫升
盐…3克
生抽…10毫升
料酒…10毫升

做法

Tips ▶
新鲜硬挺的芹菜叶可以不去掉,一起炒即可。炒菜过程需要大火快炒,这样可以减少营养流失,味道也更好,芹菜口感爽脆,肉丝鲜嫩。

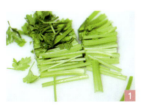 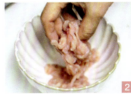 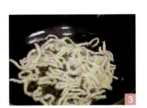
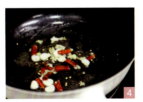 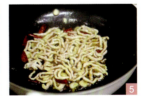 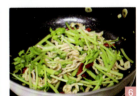

1 香芹洗净后去掉叶子、切寸段,干辣椒剪成小段。
2 瘦猪肉丝中加入淀粉、1克盐和料酒,抓匀。
3 不粘锅倒油烧热,下肉丝划散至肉丝变白,盛出备用。
4 锅中留底油,下入蒜片、姜末和干辣椒爆香。
5 再放入肉丝,淋入生抽,翻炒。
6 最后下入香芹段,加入剩余盐,大火快速翻炒1分钟即可。

第二部分

盛夏

·

SUMMER

·

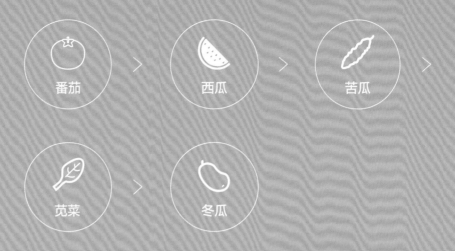

春归夏至，漫漫长夏，如火如荼，夏天是阳气最盛的时节，使人热情洋溢、活力充沛。

夏季着重养心，心脏是人体血液循环系统中的动力器官，从中医五行来说，夏季主心，心主血脉，五脏对五色，红为火，入心，补气补血，夏天多吃红色的食物有助于养心。食物中的红色源于番茄红素、胡萝卜素、铁元素、部分氨基酸等。红色食物是优质蛋白质、碳水化合物、膳食纤维、B族维生素和多种矿物质的重要来源，如番茄、西瓜、樱桃、苋菜、枸杞等食材，其中西瓜是最佳的"护心"水果，苋菜能起到维持正常心肌活动、清热解毒的功效，能够促进凝血、造血，被视为补血佳品，还有"长寿菜"的美称。

夏日饮食以清补、祛暑为主，新鲜的当季瓜果蔬菜既有利于消暑清热，也能补充身体所需养分。还可以适当地多吃些苦味食材，这些专属于夏天的健康食物，如最常见的苦瓜富含膳食纤维和维生素C，有养血滋肝、清热解暑的功效，有助于增进食欲；但不宜多食。夏季温度高，人体流汗多，容易流失钾元素；冬瓜含水量高达96%，是典型的高钾、低钠型蔬菜，既能补水也能补钾，还能起到一定保护心脏的作用。

"暑易伤气"，夏天气温高，人体容易燥热，在饮食调理的同时，也要保持心境平和、心胸开阔，"心静自然凉"。养心消夏，度过浪漫的夏日时光吧！

达人说

夏日美食之冷啖杯

文 / 刘又姣

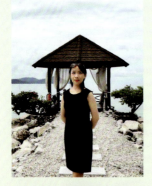

作者介绍：成都中医药大学营养食疗学士、养生康复硕士，中国第一批注册营养师

成都，一个与水共生的城市。延展的岷江让下游每个城市都拥有一条河。每个成都平原人的记忆里，都拥有一个河边的夏天，以及属于夏天的独特美食记忆。

"走嘛，切（去）河边！"

这句话对整个成都平原的人来说，有特定所指。它隐含了"盛夏""喝茶""冰镇啤酒""煮毛豆""凉面""冰粉""吉他歌手"以及"冷啖杯"等多重涵义。

成都的冷啖杯相当于北方的夜啤酒、南方的大排档，那是比玉林路尽头的小酒馆更久远、更市井的休闲之处。后来，我离开成都，在别处生活。每个夏季雨后的傍晚，云霞明灭时分，我总会记起每一条奔涌的河边——河风吹拂进冷啖杯的摊位，那里有冰镇的煮毛豆、辣里回甜的凉面、阿婆端着的托盘里甜丝丝的冰粉、弹着吉他的歌手唱着一首首老歌。

达人秘笈

 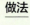 毛豆

卤菜是冷啖杯的灵魂：鹅翅、鸡脚、剔骨肉、猪耳朵、兔脑壳。它们共同的特点是没什么肉，却可以咀嚼很久，唇齿留香。而煮毛豆则坚决贯彻了下酒菜"有滋味"和"不占肚"的基本原则。

一边"冲壳子"（聊天），一边用筷子夹起一颗毛豆。

一啜、一吸，再咂一口冰凉的啤酒，暑气消散于无形。

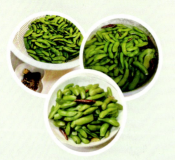

做法

1. 毛豆用清水浸泡10分钟，加入适量盐，用手搓洗干净。
2. 锅中烧开水，加入葱、姜、花椒、八角、桂皮、香叶、小茴香、辣椒段，煮开后再煮3~6分钟。
3. 待香料煮出香味，滴几滴食用油，加入适量盐，放入毛豆大火煮开，中小火煮5~8分钟至熟。
4. 煮好的毛豆捞出后用凉水降温；煮过毛豆的水变凉后，把毛豆放入其中浸泡。若放入冰箱冷藏两三个小时，会更入味。

冷啖杯主食 — 凉面

男人喝啤酒的时候,妹子们吃啥子?

成都妹子可能是淀粉做的,她们爱的多数小吃,龙抄手、钟水饺、蛋烘糕、甜水面、伤心凉粉,碳水值都非常高。

可炎炎夏夜,谁会想吃米饭呢?如果要选主食,那一定是滋味悠长的凉面。

青绿的黄瓜丝、褐色的芽菜、白色的鸡丝和一勺红油。看似红彤彤,其实吃的是那口回甜。

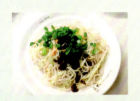

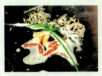 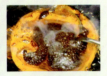
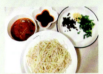

做法

1. 可在菜市场购买半成品凉面,也可将面条煮至八成熟,捞出后倒入2大勺香油拌匀,用风扇吹凉。
2. 姜切片,葱切段(部分切成葱花),豆芽烫熟备用。
3. 熬复制酱油:酱油250毫升,红糖125克,冷开水50毫升,姜2片或葱2段,香料(八角、香叶、茴香、山奈、草果、桂皮)少许;全部材料小火煮至冒鱼眼泡,滤出备用。
4. 白芝麻酱、复制酱油各1大勺,熟油辣椒、花椒面、醋、香油各1小勺,混合均匀备用。
5. 碗里依次放入豆芽、面条、鸡丝,淋上第4步做的味汁,撒上葱花即可。

冷啖杯小吃 — 冰粉

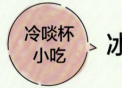

和如今流行的加糍粑、芋圆、坚果和水果,仿佛加强版烧仙草的冰粉不同,成都人记忆里最传统的手搓冰粉,只是简单淋上一勺红糖。

冷啖杯附近总有冰粉冷饮摊,和卤菜夜宵共生。

其实童年的冰粉总有一股牙膏味,用冰粉籽搓起来也麻烦。

用魔芋粉为原料一冲,虽然貌似没了传统冰粉的灵魂,但胜在简便快手。配上喜欢的佐料,甜到了心里。

做法

1. 10克冰粉料粉加入600毫升热水,搅拌。
2. 化开后冷却至室温,再放入冰箱冷藏至凝固,大约3小时。
3. 用勺舀出,淋上红糖浆、花生碎、山楂片、葡萄干、水果等即可。

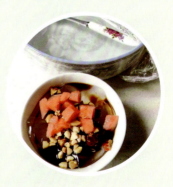

番茄

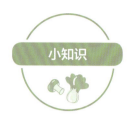

小知识

原产地 南美洲　**别　称** 西红柿、狼桃、番李子

　　番茄最早生长于南美洲的秘鲁，被称为"狼桃"。16世纪，英国一位公爵把它作为礼物带给了当时的英国女王。那时番茄被认为有毒，仅被用来观赏。直到18世纪，有位法国画家决定冒死尝一尝这艳红的果子，没想到不仅没有中毒，而且酸甜可口、美味多汁。于是，人们开始尝试食用番茄，并将它烹饪成菜品。

　　全世界的番茄有七千多个品种，颜色、大小、形状各有不同。番茄也叫西红柿，看到它名字中"西""番"的字样，说明它来自于国外。明朝郑和下西洋时将番茄带回我国，番茄外形和柿子相似，在明清时期被称为"洋柿子"。

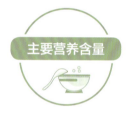

主要营养含量

番茄是低热量、富含维生素的食材

营养元素 ⋯ 每100克含量

热量 ⋯ 15千卡

蛋白质 ⋯ 0.9克

脂肪 ⋯ 0.2克

膳食纤维 ⋯ 0.8克

碳水化合物 ⋯ 3.3克

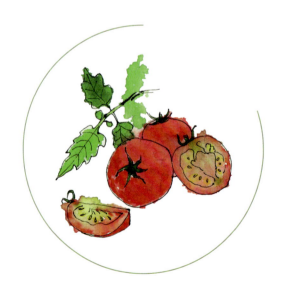

功 效

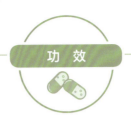

番茄具有很高的营养价值，含有丰富胡萝卜素、维生素C、维生素A等，能促进消化、健胃、消暑。

番茄中的番茄红素是"超级抗氧化剂"，抗氧化能力是β-胡萝卜素的3.2倍，维生素E的100倍，能够对抗血管内的自由基，有助于预防心脏病和多种癌症。

经过烹饪后的番茄比新鲜番茄更有营养，番茄红素含量增加了3倍，也更容易被人体吸收。

烹饪与搭配

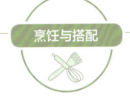

番茄美味多汁，很适合生食，常常和白糖一起凉拌，也可以试试西式吃法，用盐和少量橄榄油凉拌。番茄也很适合炒、炖等其他烹饪方式，从每一个开始学做菜的人都离不开的番茄炒蛋，到罗宋汤、番茄牛腩，番茄在中式菜肴中几乎无处不在。

同样，番茄也受到世界各地人们的喜爱，烤番茄、油浸小番茄、番茄意面、西班牙冷汤等都少不了番茄的调味基底。

烹饪时如果需要去皮，可以在番茄顶端轻轻切"十"字形，放入热水中稍烫片刻，取出后从开口处撕掉番茄皮即可。

挑选与储存

番茄要挑选色泽艳红、外形饱满、表皮光滑、无破损的。观察外表的颜色，颜色越红越成熟，颜色有发绿的部分说明没有完全成熟。当然，也不是越红越好，也要用手感受它的质地，太过成熟的番茄质地发软，不适合烹饪，要选择手感结实、有重量感、表皮光亮有弹性的，闻起来还有淡淡的番茄香味。红色、完全成熟的番茄，番茄红素的含量最高。

新鲜番茄室温储存即可，在室温过高或来不及吃掉时，直接放入冰箱中冷藏，如果你有多余的番茄，试一试做成番茄汁或番茄酱吧。

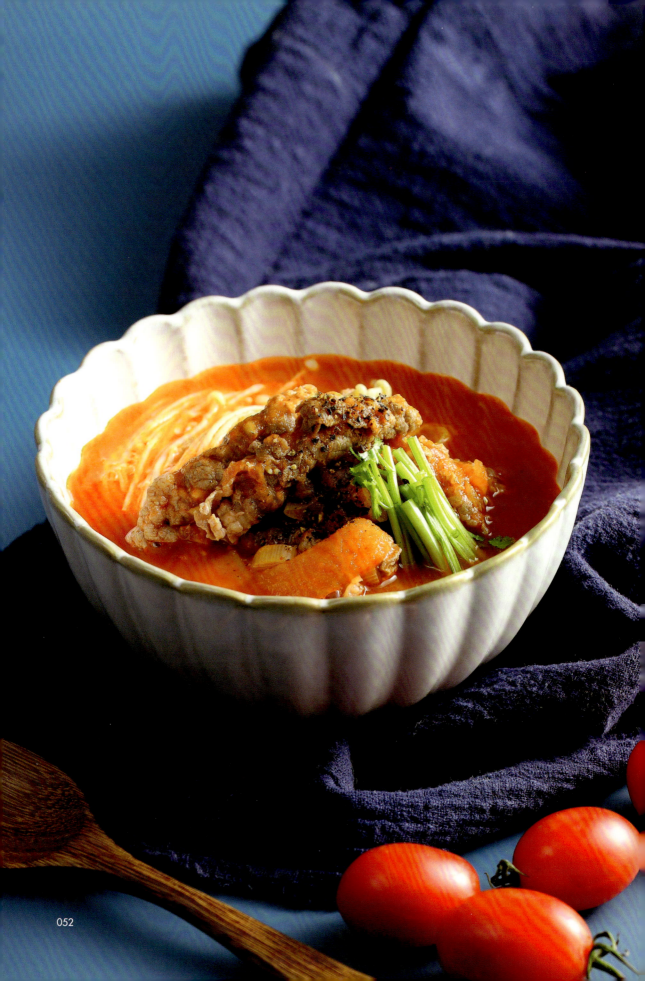

052

番茄肥牛

时间 20分钟　难度 简单

用料

番茄…2个
肥牛片…300克
金针菇…50克
姜片…5克
葱末…10克
食用油…20毫升
盐…4克
白糖…5克
番茄酱…20克
黑胡椒碎…3克

做法

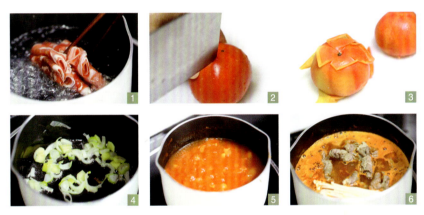

1. 将肥牛片放入开水中氽烫，烫熟变白后捞出，冲洗干净备用；金针菇切掉根部，洗净备用。
2. 烧一锅开水，番茄洗净后在顶部划十字刀，放入开水中稍煮一下。
3. 番茄皮翘起即可捞出，过凉水，剥去番茄皮，切小块。
4. 不粘锅倒油烧热，下入姜片和葱末爆香。
5. 倒入番茄块，炒软、炒化，加入番茄酱炒匀，倒入300毫升水煮开。
6. 在锅中调入盐、白糖和黑胡椒碎，继续煮2分钟，下入肥牛片和金针菇煮1分钟即可。

Tips ▶

冷冻的肥牛片不需要解冻，直接放入沸水中，用筷子划散，看到牛肉片变白就可以捞出来了。

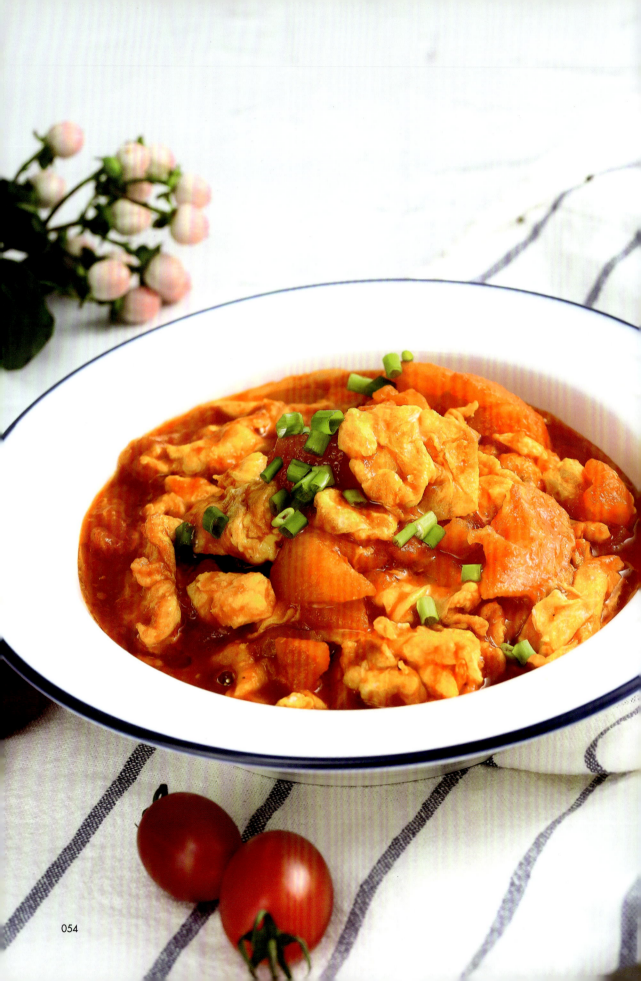

番茄炒蛋

时间 20分钟　难度 简单

用料

番茄…2个　　盐…5克　　生抽…5毫升
鸡蛋…4枚　　白糖…10克　葱花…3克
食用油…20毫升　番茄酱…40克

做法

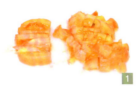 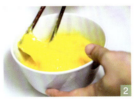 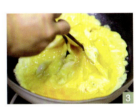
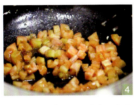 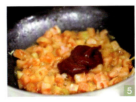 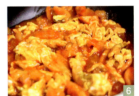

1 番茄去皮，一个切稍大的块，一个切丁。
2 鸡蛋磕入碗中，加入2克盐，打散。
3 锅中倒油烧热，倒入蛋液，第一层蛋液凝固后用筷子划散。不要将鸡蛋炒得太碎，蛋液凝固后盛出。
4 锅中留底油，倒入番茄丁，炒软、炒化。
5 加入番茄酱炒匀，加一碗水煮5分钟，调入剩余盐、白糖和生抽。
6 放入大块番茄，翻炒后放入炒好的鸡蛋炒匀，稍煮1分钟出锅，撒葱花即可。

Tips ▶

1 番茄炒蛋最重要的是需要有味道浓郁的好番茄。但好番茄可遇不可求，所以烹饪时需要用白糖和番茄酱来增加甜度和番茄味，番茄酱与番茄沙司不同，它是鲜番茄的浓缩产品，没有添加其他调味料。
2 咸口还是甜口？这是永恒的话题，不必争论谁更正宗，根据个人喜好即可。一般来说不论甜口还是咸口，在买不到完美好吃的番茄情况下，都需要加适量白糖来平衡酸味，提升鲜味，只不过咸口需要少一点儿糖，咸味为主，酸甜鲜味为辅；甜口则需要加入更多白糖，甜味明显。

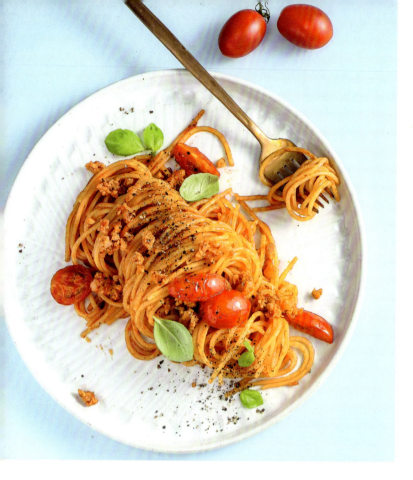

番茄意面

时间 20分钟　难度 简单

用料

意大利面…80克
番茄…1个
圣女果…3个
牛肉馅或猪肉馅…50克
紫洋葱…1/4个

橄榄油或黄油…20毫升
盐…10克
白糖…10克
番茄酱…30克
黑胡椒碎…3克

可选

新鲜罗勒…适量

做法

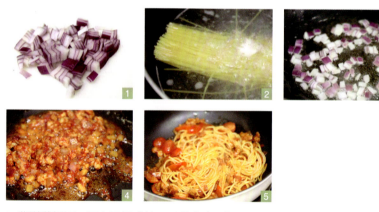

1. 紫洋葱切丁，圣女果切成块，番茄去皮，切小块备用。
2. 烧一锅水，放入5毫升橄榄油和5克盐，水开后放入意大利面，煮8分钟左右，七成熟时捞出，过凉水备用。
3. 煮意大利面时另起一锅，放橄榄油或黄油烧热，放入紫洋葱丁炒至微微透明。
4. 放入肉馅炒散至变色，加入番茄酱、白糖、黑胡椒碎和剩余的盐炒匀。
5. 放入煮好的意大利面、番茄和圣女果，翻炒1分钟即可装盘，点缀新鲜罗勒即可。

番茄疙瘩汤

| 时间 | 20分钟 | 难度 | 简单 |

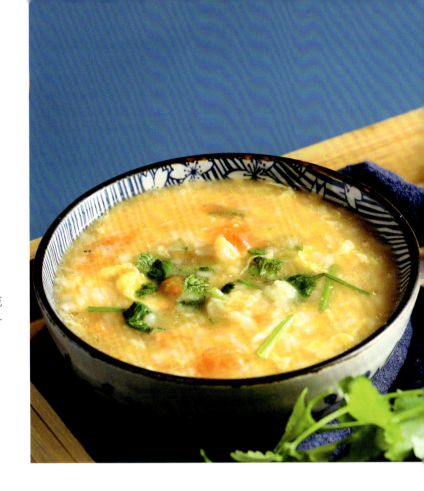

用料

番茄…1个　　　盐…3克
面粉…80克　　白糖…5克
鸡蛋…1枚　　　番茄酱…15克
葱白末…5克　　生抽…10毫升
香菜…1棵　　　香油…3毫升
食用油…15毫升

做法

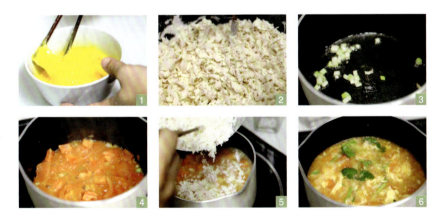

1. 番茄去皮、切小块，鸡蛋打散，香菜洗净、切碎备用。
2. 面粉放入碗中，接在水龙头下，水龙头开小一点儿，一边接水一边用筷子搅动至面粉全部成絮状小疙瘩。
3. 不粘锅中倒入油烧热，放入葱白末爆香。
4. 放入番茄块、盐和白糖，将番茄炒软，加入300毫升水，放番茄酱和生抽，搅匀。
5. 水开后下入面疙瘩，5分钟左右面疙瘩熟透后淋入鸡蛋液。
6. 盛出后淋香油，撒入香菜即可。

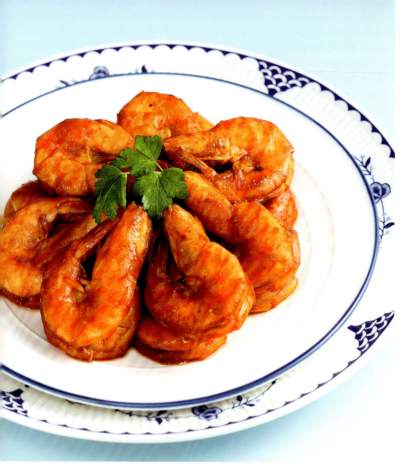

茄汁大虾

| 时间 | 40分钟 | 难度 | 中等 |

用料

虾…500克 食用油…50毫升
番茄酱…40克 盐…3克
姜丝…20克 白糖…20克
葱花…5克 生抽…15毫升

做法

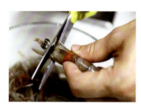

1 虾剪去虾脚、虾枪、虾尾和虾头的坚硬部分，将背部剪开，去掉虾线后冲洗、沥干。

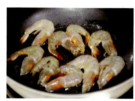

2 锅中倒40毫升油烧热，放入虾，两面煎至变色。

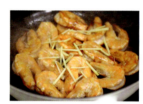

3 煎出红色虾油后放入姜丝翻炒。

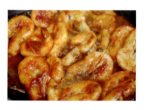

4 挤入番茄酱，倒入一小碗水，调入盐、白糖、生抽，中大火烧至汤汁收干，淋10毫升油，出锅后撒上葱花即可。

Tips ▶
去掉虾脚、虾枪等坚硬部分以及开背处理，可以让菜品看上去更整洁、更入味，吃起来也更方便。

红三剁

| 时间 | 20分钟 | 难度 | 简单 |

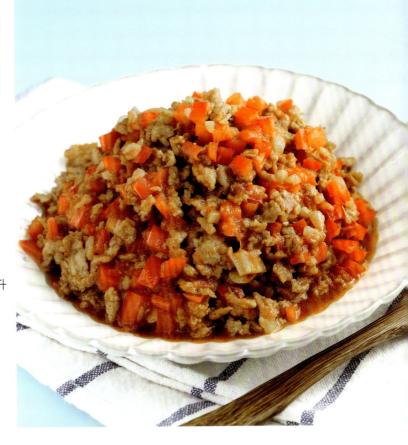

用料

番茄…1个
红尖椒…1个
猪肉馅…100克
葱、姜末…各5克

生抽…3毫升
白糖…2克
盐…5克
食用油…10毫升

做法

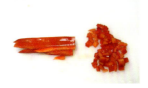

1 番茄去皮,切丁备用;红尖椒洗净、去籽,切成同样大小的丁。

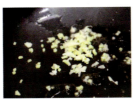

2 不粘锅倒油烧热,放入葱姜末爆香。

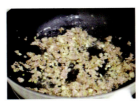

3 倒入猪肉馅,炒至变色微焦。

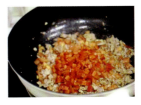

4 下入番茄丁炒匀,放入红尖椒丁,调入盐、白糖和生抽,炒匀即可。

西瓜

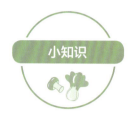

小知识

| 原产地 | 非洲 | 别 称 | 夏瓜、水瓜 |

　　西瓜起源于非洲东北部，是一种结在藤蔓上的水果。早在四千年前或更早，埃及人就已经在尼罗河流域栽培西瓜，考古学家在法老图坦卡蒙墓中发现了西瓜种子。《圣经》中也记载了西瓜是古代犹太人在埃及被奴役时的食物之一。

　　后来西瓜逐渐传播，最初由地中海沿岸传至北欧、中东、印度等地，在唐末宋初时，由西域传入我国。在内蒙古的辽代墓葬壁画中，留下了我国现存最早的西瓜画像。直到明代，西瓜才成为普遍种植的水果，现今我国早已成为西瓜产量第一大国。

主要营养含量

西瓜是极低脂肪、低热量、高糖、高含水量的水果类食材

营养元素	每100克含量
热量	31千卡
蛋白质	0.5克
脂肪	0.3克
膳食纤维	0.2克
碳水化合物	6.8克

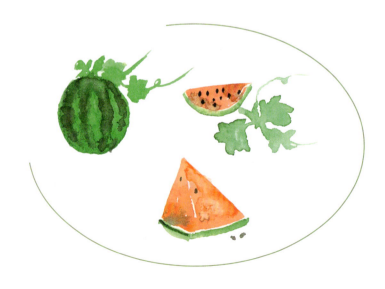

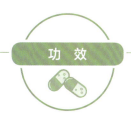

功效

西瓜含有92%的水和约6%的糖分，富含维生素C、维生素B_6、镁、类胡萝卜素和番茄红素等。西瓜含有丰富的钾元素，能够补充夏季出汗流失的钾，瓜瓤中大量的水分和葡萄糖能够补充人体所需能量，有生津止渴的作用，维生素C则可以提高机体免疫力。西瓜子中含有丰富的维生素E，能促进新陈代谢。

西瓜寒凉，虽然美味消暑，但也不宜过多食用，容易脾胃不适。西瓜的含糖量高，糖尿病患者尽量不要食用。

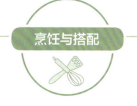

烹饪与搭配

西瓜作为夏季必备水果，消夏解渴，最爽快的吃法就是切开直接品尝。西瓜的圆心处最甜，这是因为西瓜的中间部分更容易吸收细胞中的糖分。清甜的红色果肉适合做成沙拉、饮品、烤西瓜等。

果肉过熟的西瓜不适合生吃，此时的果肉更软，更适合制成新鲜果汁或思慕雪。新鲜的瓜皮也不要浪费，可以稍腌制后作为小凉菜，口感清甜爽脆。

挑选与储存

很多人都有自己挑西瓜的小诀窍，比如敲瓜皮，这确实是简单有效的好办法。用指关节敲瓜皮，听到的声音较沉、有空洞感时，说明西瓜的熟度较高；同样大小的西瓜，用手掂一掂，越重的就越多汁、越熟。

通过观察来选择的话，要挑选瓜皮表面光滑、纹路清晰明显、底面发黄的，同时可以看一看瓜柄，最好是绿色的，根据瓜柄的新鲜度来判断摘下来的时间是否过长、过熟。如果买切开的西瓜，就更容易观察它的品质，要选看起来色泽更为艳红、果肉多汁的。

整个没有切开的西瓜放在室内避光的阴凉处即可，已经切开、吃不完的西瓜要用保鲜膜覆盖好，放入冰箱冷藏一两天。再次取出食用时，最好切掉表面的1厘米左右。

西瓜莎莎

 时间 40分钟（含冷藏时间） 难度 简单

用料

西瓜…300克
番茄…1个
紫洋葱…1/2个
青柠…1个
薄荷…2枝
橄榄油…10毫升
盐…6克

做法

1. 将番茄、紫洋葱、薄荷分别切碎；西瓜去皮，切成小粒备用。
2. 将以上切碎的食材全部混合在一起，挤入青柠汁，加入盐、橄榄油拌匀，放入冰箱中冷藏30分钟即可。

Tips ▶

莎莎是墨西哥菜肴中的一种佐餐酱料，一般用番茄、洋葱、香菜、柠檬汁、辣椒、盐和胡椒粉调制而成。食用时可以放在薯片或墨西哥玉米片上一起食用，如喜欢吃辣，还可以加入一些辣椒粉。

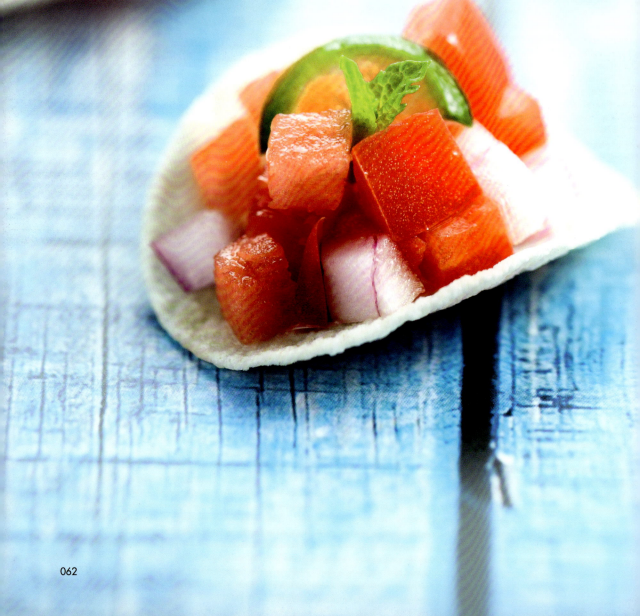

西瓜沙拉

时间 15分钟　难度 简单

用料

西瓜…250克　　薄荷叶…5克
黄桃…1个　　　白葡萄酒醋…10毫升
开心果仁…30克　白糖…15克
柠檬…半个

做法

1 西瓜去皮切小块,黄桃切小块,薄荷叶切碎备用。

2 将西瓜与黄桃混合,挤入柠檬汁,撒入薄荷碎,加白葡萄酒醋和白糖,拌匀调味,最后撒开心果仁即可,也可换成其他坚果。

西瓜青柠冰茶

时间 20分钟　　难度 简单

用料

西瓜…200克
红茶包…1个
冰糖…60克
柠檬…1个
小青柠…1个

可选

冰块…适量

做法

1. 红茶包放入杯中，倒入开水浸泡15分钟左右，放入冰箱冷藏。
2. 西瓜去皮、去籽、切大块，放入料理机中打碎，用滤网过滤，将西瓜汁放入冰箱冷藏。
3. 柠檬切片、去籽。锅中倒入150毫升水，加入冰糖小火熬煮至冰糖完全化开后，放入柠檬继续煮3~5分钟，成为柠檬糖浆。
4. 小青柠切开，在杯中倒入冷藏好的红茶、西瓜汁，加入柠檬糖浆和小青柠，最后倒入适量冰块即可。

Tips ▶

熬煮冰糖时，如果有太大块的冰糖，可以提前砸成小块后再放入，体积太大的不容易化。

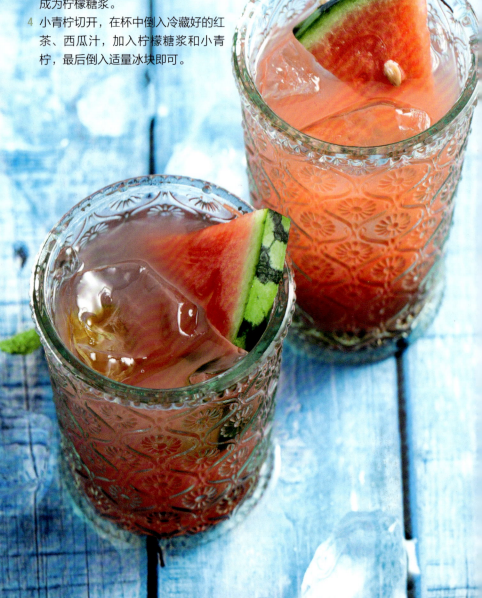

西瓜牛奶

 时间 15分钟　难度 简单

用料

西瓜…200克
牛奶…500毫升
白糖…20克

可选

冰块…适量
绿茶雪糕…适量

做法

1. 西瓜去皮、切小块或切碎，加入白糖搅拌均匀。
2. 在西瓜碎中倒入牛奶，还可以再加些冰块，稍微搅匀即可，可搭配绿茶雪糕。

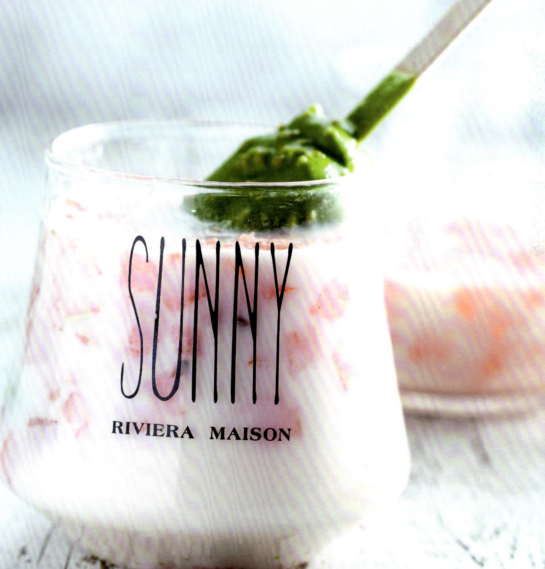

苦瓜

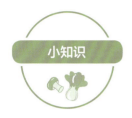

小知识

原产地 印度和马来群岛　**别　称** 凉瓜、癞瓜、锦荔枝、癞葡萄

苦瓜清热祛暑，是盛夏里吃"苦"首选食材。苦瓜传入我国的时间至少在北宋时期，因表面布满"皱纹"，像荔枝一般，当时被称为"锦荔枝"，南宋时期有了苦瓜之称。

苦瓜被称为"君子菜"，是因为虽然苦瓜自身苦味重，但和其他食材一起搭配烹饪时，却不会影响其他食材的味道。酿苦瓜、排骨凉瓜等都是夏季常见的苦瓜菜式。广东人将苦瓜称为"凉瓜"，还会将它切片晒干后作为暑天感冒的药用，苦瓜干也在广式凉茶的配方中出现。

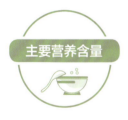

主要营养含量

苦瓜是低热量、低脂肪、富含维生素C的食材

营养元素	每100克含量
热量	22千卡
蛋白质	1克
脂肪	0.1克
膳食纤维	1.4克
碳水化合物	4.9克

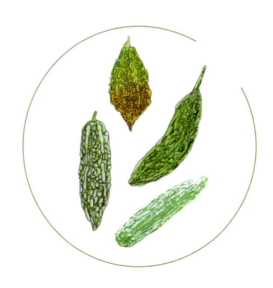

功 效

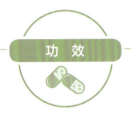

苦瓜清热解暑，营养价值极高，富含维生素C、氨基酸、胡萝卜素、粗纤维以及磷、铁和多种矿物质。苦瓜中含有丰富的苦味苷和苦味素，苦瓜素被誉为"脂肪杀手"，能使脂肪和多糖相对减少。苦瓜中的有效成分可以抑制细胞癌变和促进突变细胞复原，具有一定的抗癌作用。苦瓜性寒，脾胃虚寒者不宜多食和生食，否则会出现肠胃不适情况。

烹饪与搭配

苦瓜苦中带甜，烹饪的首要工作就是"去苦"，方法有很多种，都需要将苦瓜瓤、籽和内壁周边附着的白膜去干净。苦瓜通过焯水、冰镇后能够减轻苦味。还有一种方法就是将切好的苦瓜用盐"杀一杀"，静置10分钟左右，"杀"出水来即可，也是让苦瓜有效脱苦的好办法。经过盐腌的苦瓜烹饪时要酌情减少盐的用量。

苦瓜不能炒得过久，加热时间长并不能减少苦味，迅速翻炒即可，保持鲜脆的口感。

挑选与储存

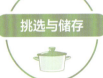

挑选外表嫩绿色、直立饱满的苦瓜，不要挑发黄的，已经过熟、过老了。苦瓜上的一粒粒突起物是它的果瘤，果瘤颗粒越大、越饱满越好，表明苦瓜瓜皮肉质较厚。如果果瘤颗粒小，则瓜皮较薄。不要选过小或过大的苦瓜，相对来说口感会更苦。

吃不掉的苦瓜洗净后控干水分，包上保鲜膜后放入冰箱冷藏储存。

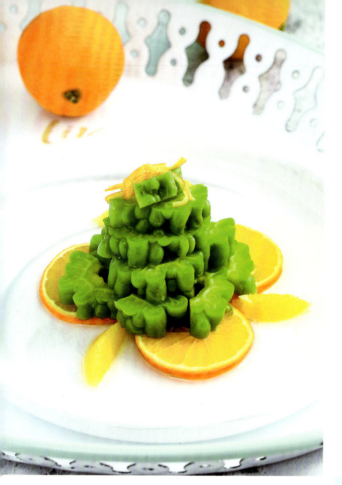

橙汁苦瓜

时间 30分钟　　难度 简单

用料

苦瓜…1根　　酸奶…30克
橙子…1个　　橙汁…100毫升

做法

1. 苦瓜对半剖开，用勺子挖去瓤，再用刀片去白色部分，切成片。
2. 苦瓜片焯水后捞出，过凉水后沥干。
3. 橙汁与酸奶混合后均匀地淋在苦瓜表面，浸泡10分钟。
4. 橙子切片，搭配苦瓜摆盘即可。

Tips ▶
橙子和苦瓜都属凉性食物，祛热效果好，苦味也有开胃的作用。

苦瓜黄豆排骨汤

时间 1.5小时　　难度 简单

用料

苦瓜…半根　　盐…3克
排骨…250克　　料酒…15毫升
干黄豆…1小把　　水…1500毫升
姜…6片

做法

1. 干黄豆提前一晚浸泡，放入冰箱冷藏；苦瓜洗净、剖开、去瓤、切段备用。
2. 排骨洗净，锅中倒水，放入排骨后烧开，加3片姜和料酒，排骨焯水后冲洗干净。
3. 砂锅中倒入2/3锅水，放入排骨、黄豆、3片姜，大火煮开后小火继续煮60分钟，再加入苦瓜煮10分钟左右，最后加盐调味即可。

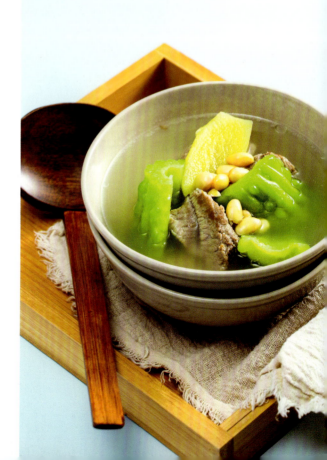

咸菜苦瓜煲

时间 35分钟　难度 中等

用料

苦瓜…1个
五花肉…200克
潮州酸菜…60克
蒜瓣…15克
香油…5毫升
白糖…5克
生抽…10毫升
普宁豆酱…40克

做法

1. 苦瓜对半开，去瓤，切成约6厘米见方的块。
2. 潮州酸菜片成薄片，五花肉切成大块备用。
3. 锅烧热，倒入五花肉煸炒至焦香，加入蒜瓣、普宁豆酱、潮州酸菜翻炒均匀，倒入热水，水开后加入苦瓜。
4. 最后加入白糖、生抽，盖上锅盖焖煮25分钟，出锅前淋入香油即可。

Tips ▶
如果怕苦瓜味道苦，也可以将切好的苦瓜提前焯烫2分钟后捞出。

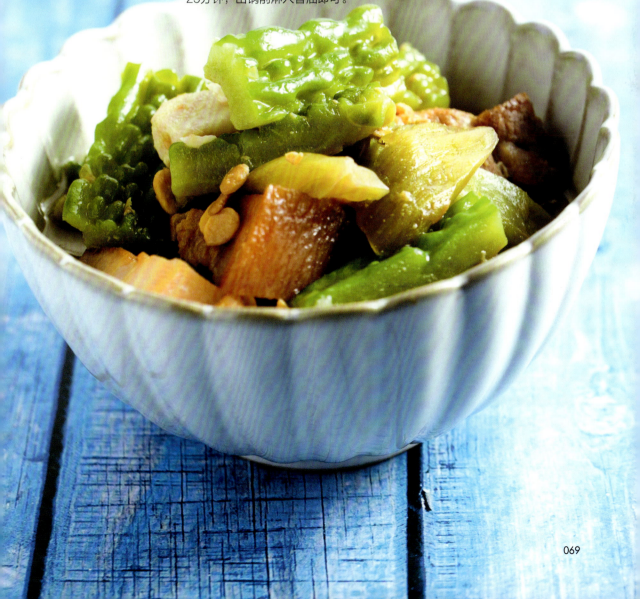

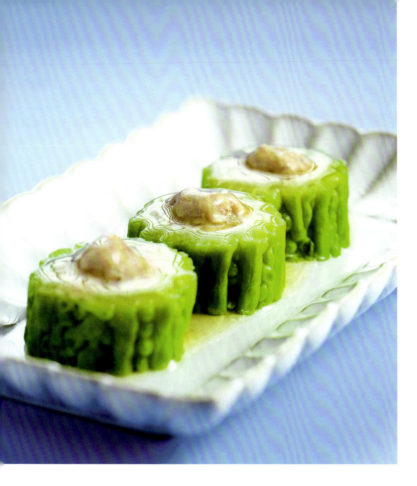

蒸酿苦瓜

| 时间 30分钟 | 难度 中等 |

用料

苦瓜…1个　　　　白糖…7克
猪肉馅…200克　　生抽…20毫升
荸荠…3个　　　　白胡椒粉…3克
香菇…4朵　　　　高汤或
鸡蛋…1枚　　　　清水…100毫升
盐…7克　　　　　水淀粉…15毫升

做法

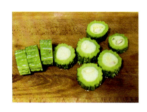

1 香菇提前泡软，洗去泥沙，沥干，去蒂后剁碎。苦瓜切小段。

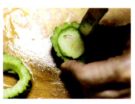

2 苦瓜挖去中间的瓤，荸荠去皮后拍碎备用。

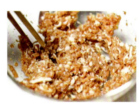

3 猪肉馅加入荸荠、香菇、鸡蛋、5克盐、5克白糖、10毫升生抽、白胡椒粉拌匀，朝一个方向搅打上劲。

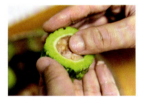

4 将馅酿入苦瓜中，蒸15分钟。锅中倒入高汤或清水，加入2克盐、2克白糖、10毫升生抽、水淀粉，小火混合勾芡，淋在蒸好的苦瓜上即可。

豆豉凉瓜炒牛肉

时间 20分钟　难度 简单

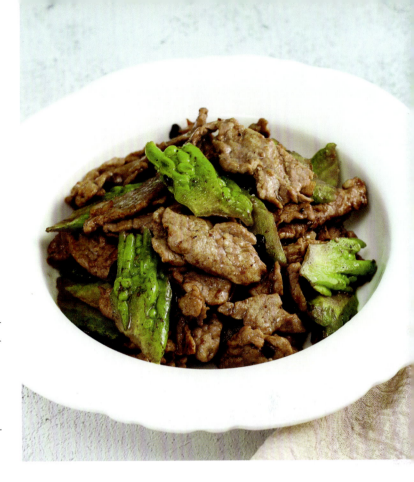

用料

牛里脊…300克　盐…8克
苦瓜…1个　　　白糖…20克
花生油…50毫升　豆豉…20克
小葱…1根　　　老抽…8毫升
姜片…20克　　　黄酒…10毫升
蒜…2瓣　　　　水淀粉10毫升
蚝油…10克

腌肉料

花生油…30毫升　蛋清…1个
淀粉…15克　　　生抽…10毫升
盐…2克

做法

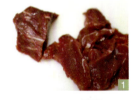 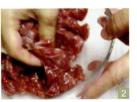 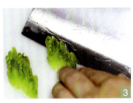
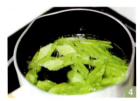 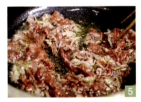 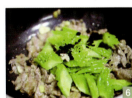

> **Tips**
> 1 在腌好的牛肉表面封一层花生油，一是为了使牛肉不干，二是在滑油时牛肉容易散开，并且花生油有增香的作用。
> 2 腌肉时用手不断抓揉，直至肉片出现黏性，是让肉保持嫩滑的关键。

1 牛里脊去掉筋膜，刀与牛肉纹理成90°切片，蒜切片，小葱切段。
2 牛肉放入碗中，加入淀粉、蛋清、生抽和盐，用手抓匀至牛肉片出现黏性，表面淋一层花生油备用。
3 苦瓜对半剖开，用勺子挖去瓤，再用刀片去白色部分，然后将苦瓜翻过来，斜刀片成厚菱形片。
4 坐锅烧水，水中放入5克盐和10克糖，放入苦瓜，苦瓜变得更绿后捞出。
5 不粘锅倒油烧热，油温五成热后下牛肉片滑油，牛肉片八成熟左右盛出。
6 锅中留底油，下入蒜片和姜片爆香。放入豆豉、葱段，大火煸炒至有香气散出，加入黄酒、蚝油、老抽、50毫升水、10克白糖和3克盐，将汤汁烧开。将苦瓜和牛肉倒进锅中，大火翻炒1分钟，最后放入水淀粉勾芡即可出锅。

苋菜

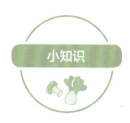

小知识

| 原产地 | 中国 | 别称 | 云天菜、红菜、雁来红 |

"六月苋，当鸡蛋，七月苋，金不换"，张爱玲就曾写过："苋菜上市的季节，我总是捧着一碗乌油油紫红夹墨绿丝的苋菜。"苋菜是夏季餐桌上常见的蔬菜之一，原产于我国，早在甲骨文中就出现了"苋"字，《说文解字》中则记载"苋，苋菜也"，说明它很早就开始被人们食用。

苋菜按颜色有红苋、绿苋和红绿杂色3种，端午节时，一些地区有吃苋菜的风俗传统，古人认为端午时节杂菌滋生，而食用苋菜有一定的清热解毒作用。

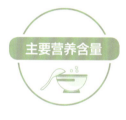

主要营养含量

苋菜是低脂肪、高铁、高钙食材

营养元素	每100克含量
热量	30千卡
蛋白质	2.8克
脂肪	0.3克
膳食纤维	2.2克
碳水化合物	1.9克

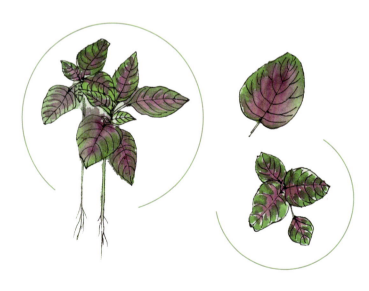

功 效

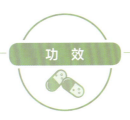

苋菜富含多种人体需要的维生素和矿物质，能够补充夏季因流汗损失的多种营养素。苋菜富含钙、铁和维生素K，可以促进凝血和造血功能，膳食纤维可以促进肠胃蠕动，帮助消化，排出体内毒素。苋菜的铁含量是菠菜的两倍，丰富的钙质容易被人体吸收，可以促进牙齿和骨骼的生长，帮助孩童发育。

苋菜入药也有悠久的历史，早在《神农本草经》中就有相关的记载。据《中药大辞典》记载，苋菜"清热利窍，可治赤白痢疾，二便不通"。苋菜有利于提高机体免疫力，有"长寿菜"之称。

烹饪与搭配

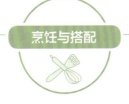

苋菜软滑，味道浓郁，适合清炒或上汤的做法，清炒时用蒜爆香搭配，也有一定的杀菌作用。炒红苋菜或煮汤时，菜汤都被染成好看的胭脂色，这是因为苋菜中含有一种叫苋菜红的天然色素，同时含有大量花青素的原因。炒苋菜时容易出水，不必另外加水。

此外，苋菜还很适合凉拌，放入热水中焯烫片刻，再过凉水，与辣椒油或其他调料搭配即可。

挑选与储存

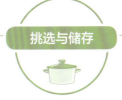

挑选苋菜时要选择叶片较软、无斑点的，颜色越紫红越好，如果叶子摸起来厚硬，说明过老。鲜嫩的苋菜根系较少、较短，可以折一下苋菜根，容易折断的更新鲜。

新鲜苋菜最好现吃现买，如果需要储存，要将叶片和根部清洗干净，去掉老叶、杂叶，控水后装入保鲜袋，放入冰箱冷藏。

用料

苋菜…400克　食用油…15毫升
松花蛋…1枚　盐…3克
咸鸭蛋…1枚　白糖…3克
蒜…3瓣　　　高汤…300毫升
姜…2片

上汤苋菜

 时间　30分钟　　难度　简单

做法

1. 苋菜择洗干净，姜切丝，松花蛋和咸鸭蛋分别切成小丁备用。
2. 锅中倒水烧开，放入苋菜汆烫，变色后捞出沥干，倒入有一定深度的盘中。
3. 炒锅烧热倒油，加入蒜瓣、姜丝、松花蛋和咸鸭蛋丁，炒至冒泡，倒入高汤烧开，加盐和白糖调味，煮至汤色奶白后关火，淋在苋菜上即可。

Tips ▶
最后一步也可以将苋菜再次放入锅中同煮，两种方法皆可。

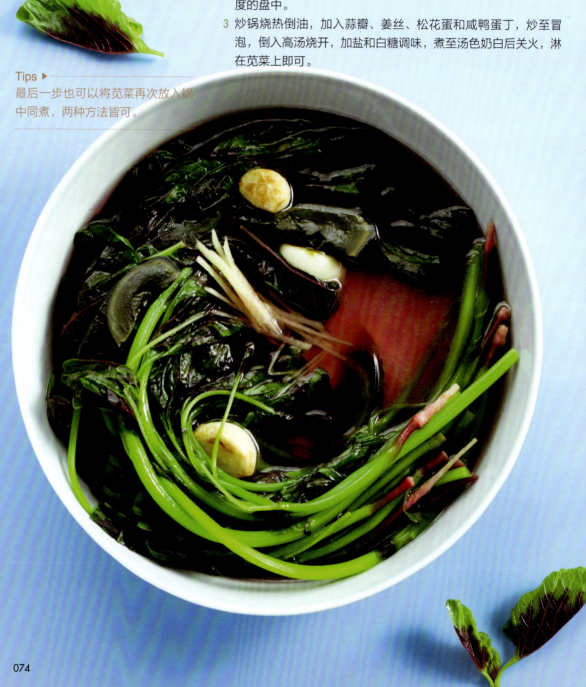

蒜蓉炒红苋菜

时间 15分钟　难度 简单

用料

苋菜…400克
蒜…6瓣
食用油…20毫升
盐…3克

做法

1. 苋菜去根、洗净，蒜拍扁后切成蒜末备用。
2. 锅烧热倒油，放入蒜末炒香，倒入苋菜翻炒，加盐调味即可。

Tips ▶

炒苋菜时易出水，同时为了保留更多营养，需要大火快炒，用高温迅速将苋菜炒熟，不要久炒。

凉拌苋菜

 时间 15分钟   难度 简单

用料

苋菜…400克
小葱…1根
蒜…2瓣
熟芝麻…1克
食用油…1毫升
香油…3毫升
盐…2克
生抽…5毫升

做法

1. 苋菜去根，将嫩叶部分洗净；小葱切碎，蒜切末备用。
2. 锅中倒水烧热，淋入油，将苋菜焯烫30秒左右后捞出，放入凉水中冷却。
3. 苋菜捞出沥干，撒入葱花、蒜末，倒入生抽、香油、盐，撒熟芝麻拌匀即可。

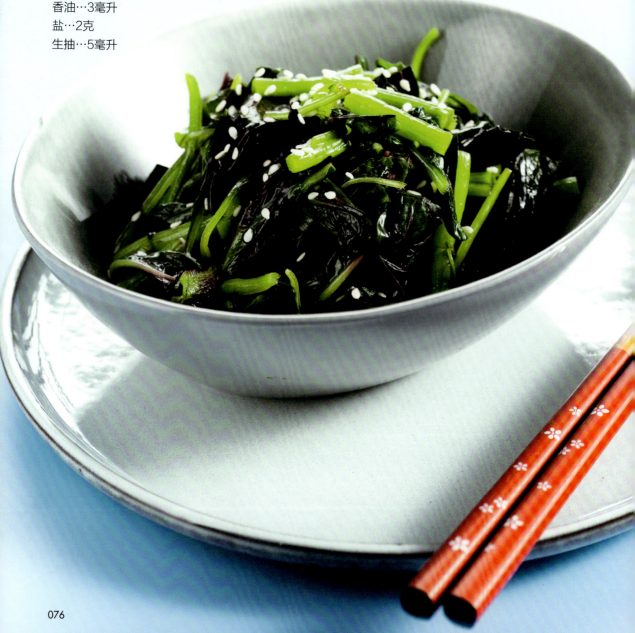

苋菜鸡蛋炒饭

时间 25分钟　难度 简单

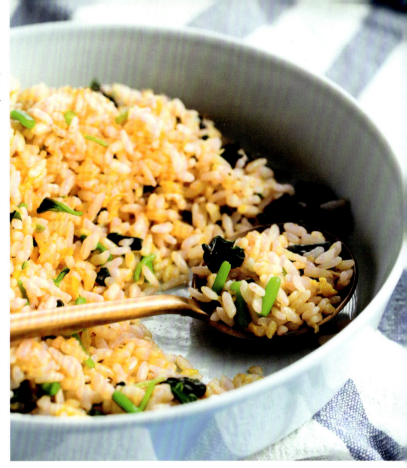

用料

苋菜…200克
鸡蛋…2枚
蒜…4瓣
米饭…2碗
盐…3克

生抽…6毫升
鸡精…3克
食用油…15毫升
香油…5毫升

Tips ▶

1. 在倒入苋菜碎的同时，还可以加入些坚果碎，增加香味和口感。
2. 先炒米饭再淋蛋液，也就是"金裹银"蛋炒饭。如果爱吃大块鸡蛋，则要先炒鸡蛋再炒米饭。

做法

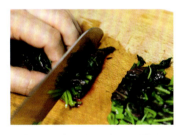

1. 苋菜择洗干净，焯水后捞出沥干，切碎；鸡蛋打散；蒜切末备用。

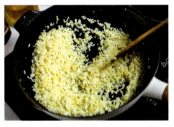

2. 炒锅烧热倒油，炒香蒜末，倒入米饭，淋入蛋液翻炒，炒至蛋液均匀地裹在米饭上。

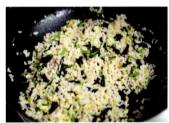

3. 倒入苋菜碎，加盐、生抽、鸡精、香油，翻炒均匀即可。

冬瓜

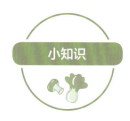

小知识

| 原产地 | 中国和印度 | 别　称 | 白瓜、水芝、枕瓜 |

　　冬瓜是夏季食材，之所以被称为冬瓜，是因为表皮上有一层白霜，像冬天的寒霜一般。早在秦汉时的《神农本草经》中已有栽培冬瓜的记载，称冬瓜为"水芝"。《广雅释草》中记载："冬瓜经霜后，皮上白如粉涂，其子亦白，故名白冬瓜。"冬瓜外形多为长圆柱状，像一个墨绿色的枕头，因此也有"枕瓜"的叫法。

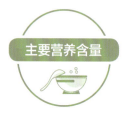

主要营养含量

冬瓜是低脂肪、低热量、富含膳食纤维的食材

营养元素	每100克含量
热量	10千卡
蛋白质	0.3克
脂肪	0.2克
膳食纤维	1.1克
碳水化合物	2.4克

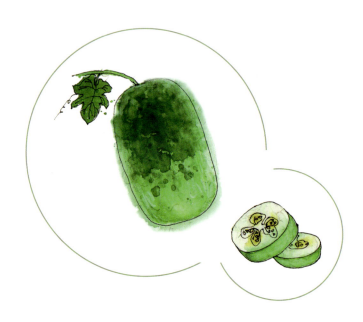

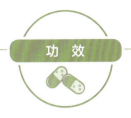

功 效

冬瓜的含钠量和含糖量都较低,有改善血糖水平的效果,同时还能在一定程度上降低胆固醇、降血脂、防止动脉粥样硬化。冬瓜属于寒性食物,可消暑解毒、去心火、降火气,冬瓜中的粗纤维能刺激肠道蠕动。

冬瓜的脂肪含量很低,也被称为"减肥瓜"。《神农本草经》中记载其"久服轻身耐老",有一定的减脂效果。

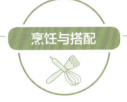

烹饪与搭配

冬瓜细嫩爽口,是餐桌上的百搭食材。清代袁枚说过:"冬瓜之用最多,拌燕窝、鱼肉、鳗、鳝、火腿皆可。"冬瓜味道极为清淡,只含有一点儿清甜,所以在家常烹饪中,冬瓜与肉类搭配很常见,既互相浸润,也解荤腻。

冬瓜做汤、炒菜、煮汤等无所不能,也经常出现在中式馅料中,比如老婆饼、凤梨酥馅料中具有特殊口感的冬瓜蓉,还有作为蜜饯的冬瓜糖、腌制的冬瓜咸菜、清凉爽口的冬瓜汁等。

挑选与储存

挑选冬瓜时,应选表皮碧绿、稍带一层白霜的。当冬瓜表面出现纹路时,不要购买,说明已变质、过老。超市中的冬瓜经常是切片出售的,观察瓜肉是否新鲜、质地是否紧实,可以根据家庭食用量买回一两片,新鲜现吃为佳。

一个完整的冬瓜可以放在通风阴凉处保存,不要擦掉表面的白霜。切分开的冬瓜不要取出瓜瓤,用保鲜膜封好后放入冰箱冷藏。

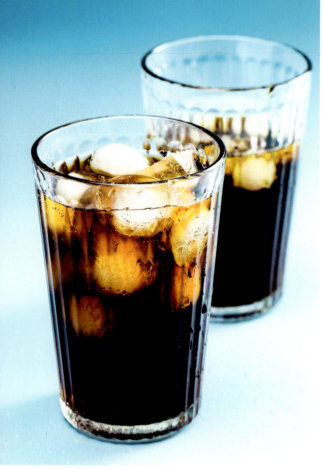

冬瓜茶

| 时间 | 1.5小时 | 难度 | 中等 |

用料

冬瓜…300克　　红糖…50克
冰糖…50克

做法

1. 冬瓜洗净后去皮、去瓤、切块，加入红糖拌匀后静置20分钟以上，冬瓜块会慢慢析出水分，可以多静置一会儿。
2. 将冬瓜和腌出的汁水一同倒入锅中，加入冰糖和水，大火煮开后转小火煮1小时左右，煮至冬瓜块渐渐缩小、变透明、汤汁浓稠即可。
3. 关火后滤掉渣滓，只留下熬出的冬瓜汁。饮用时根据个人喜爱的浓稠度，加热水冲泡稀释即可，冷藏后风味更佳。

海米烧冬瓜

| 时间 | 25分钟 | 难度 | 简单 |

用料

冬瓜…300克　　食用油…10毫升
海米…5克　　　盐…1克
姜片…5克　　　鸡汤…50毫升
葱花…5克

做法

1. 海米泡水10分钟，去除部分盐分，捞出后沥干。
2. 冬瓜去皮、去瓤，切成3厘米长、1.5厘米宽、0.5厘米厚的块备用。
3. 锅中倒油烧热，放入海米和姜片翻炒，倒入冬瓜块，大火快速翻炒1分钟。
4. 倒入鸡汤，大火烧开后改小火慢煮6~8分钟，待冬瓜熟透后加盐调味，出锅前撒葱花即可。

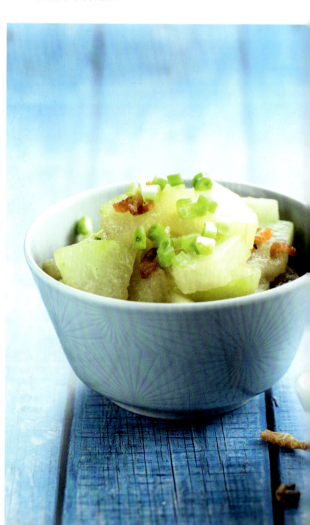

冬瓜薏米排骨汤

时间 1小时　难度 简单

用料

冬瓜…300克
排骨…400克
薏米…100克
姜片…10克
料酒…15毫升
盐…3克

做法

1. 冬瓜去皮、去瓤、切大块，薏米提前2小时浸泡，淘洗干净备用。
2. 排骨冷水下锅，焯烫至变色，捞出沥干备用。
3. 锅中放入排骨，倒入热水没过排骨，加入薏米、姜片、料酒，大火煮开后盖上锅盖，小火煮40分钟。
4. 倒入冬瓜块，加盐调味，再次盖盖，煮10分钟即可。

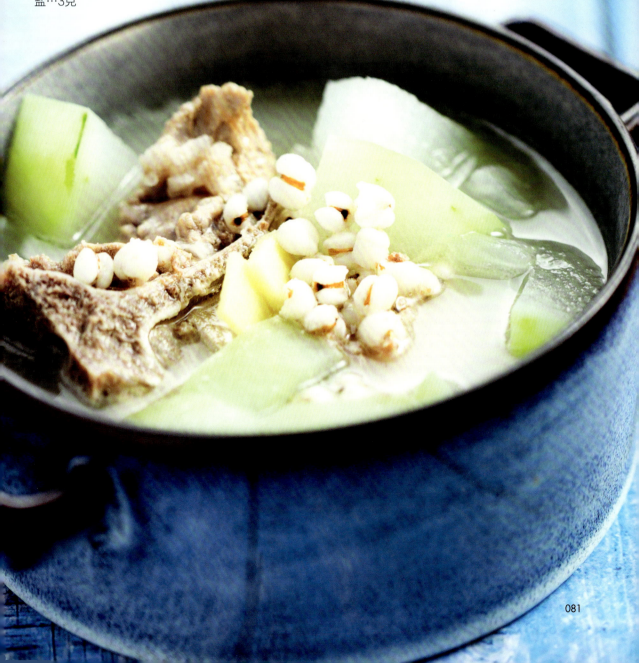

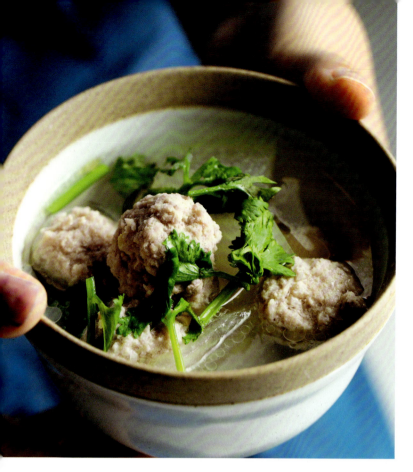

冬瓜汆丸子

时间 35分钟 难度 简单

用料

冬瓜…300克
五花肉馅…250克
葱白碎…20克
姜末…5克

香菜…10克
香油…3毫升
盐…6克
白胡椒粉…3克
淀粉…15克

做法

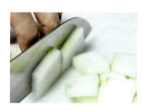

1 冬瓜去皮、去瓤、切片,香菜切段备用。

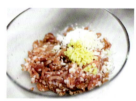

2 在肉馅中加入姜末、葱白碎、3克盐、白胡椒粉、香油、淀粉和80毫升水拌匀,搅打上劲。

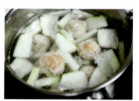

3 锅中倒水烧开,倒入冬瓜片,烧开后转小火,将肉馅捏成丸子下入水中。保持小火,能够让煮出的汤更加清澈。

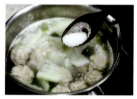

4 在丸子汤中加入3克盐调味,煮至冬瓜和丸子熟透即可,最后加入香菜提香。

Tips ▶
1 肉馅中一定要有肥肉,同时加水搅打,这样丸子才会嫩滑。
2 汆丸子时要先煮冬瓜,后放丸子,保证丸子不会煮老,丸子熟后马上出锅。

红烧肉末冬瓜

| 时间 | 30分钟 | 难度 | 中等 |

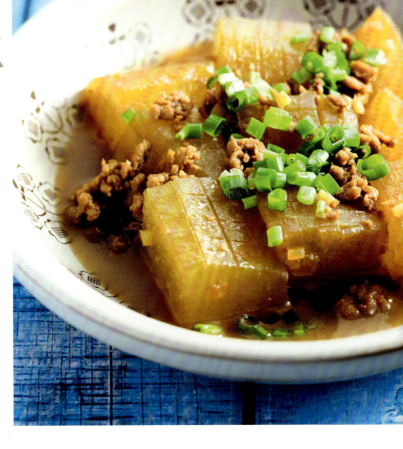

用料

冬瓜…400克
肉末…100克
姜末…5克
食用油…15毫升
盐…7克

白糖…8克
生抽…20毫升
料酒…10毫升
鸡汤或清水…400毫升

做法

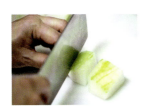

1 肉末加料酒、2克盐、5毫升生抽，提前腌制。冬瓜去皮、去瓤，切成5厘米左右见方的块备用。

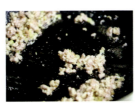

2 炒锅烧热倒油，加入姜末和腌好的肉末煸香。

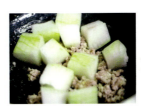

3 倒入冬瓜块翻炒2分钟左右，淋入15毫升生抽，倒入鸡汤或清水，加白糖、5克盐调味。

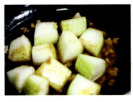

4 大火烧开后转小火，煮5~8分钟，出锅前再用大火将汤汁收浓即可。

第三部分

金秋

·

AUTUMN

·

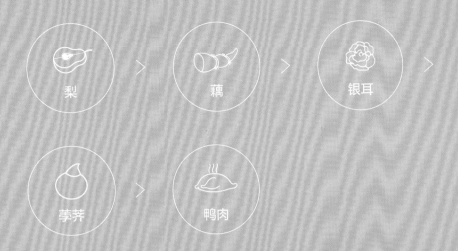

俗话说得好,"秋季补得好,冬季病不找"。秋季进补得宜,可以起到调养身体、增强体魄的作用,这其实也与有些地方"吃秋"的民俗不谋而合。说到"吃秋",不同时代的人对其理解不同,在传统观念里,"吃秋"就是贴秋膘,入秋要多吃肉。但现代人的生活水平普遍提高,日常营养充足,所以如今的"吃秋"其实更多是品尝一些时令的水果蔬菜,使人体健康所需要的各种营养素达到平衡状态。古人云"食饮有节",中医也强调要顺应自然,这正是大自然的神奇之处,它总能精准捕捉到身体发出的求救信号,应时应季地馈赠给我们相应的滋补之物。

秋季天气干燥,人体容易受燥邪侵袭而伤到肺,耗伤津液,具体表现为皮肤干裂、口鼻干燥、咳嗽咽痛甚至流鼻血等。所以,秋季要格外注意对肺的保护。按照中医理论上"五脏配五色"的说法,白色入肺,因此,可以多吃一些白色食物,如莲藕、梨、荸荠等。此时恰逢这些蔬果新鲜上市、滋味最为鲜美之时,而且它们都属于润燥、滋阴润肺之物,在品尝美味的同时,也及时补充了人体所需。秋高鸭肥,鸭子也到了最为肥美的季节,鸭肉"滋五脏之阴,清虚劳之热,补血行水,养胃生津",是体热上火之人的不二之选。

此外,秋季护肺还要做到平常不抽烟并远离二手烟,因为烟草中有致癌物,吸入人体后会严重危害到呼吸道和肺部;深呼吸,清晨起床后选择一处空气清新之处做适度的深呼吸动作,有助于清肺;多喝水,在室内时最好使用空气加湿器和空气净化器,使肺脏和呼吸道时刻保持湿润状态;适量运动,尤其多做扩胸运动,健肺并增强自身免疫力。

达人说

秋日往事,一煲汤水

文 / 树太

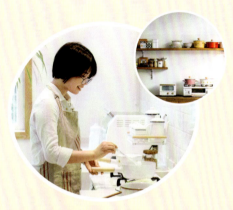

作者介绍:生活品牌"树可"主理人。

一起生活的器物

我是树太,经营着一个生活杂货品牌"树可",贩售自己设计或者挑选的锅碗盘瓢、杯壶瓶罐。

工作与器皿相关,而器皿与美食相关,有时候也觉得自己挺幸运的,比如我和同事们会收集到各种工厂寄来的餐厨具样品,满心欢喜带回家试用;工作室里大家在工作,拍摄间就飘过来汤的香味,同事纷纷跑去偷吃,忙碌的日常里也有了生活的烟火气息。

我算不上很会做饭的人,倒是很爱吃,妈妈、老公与婆婆都是做饭超好吃的人,所以我真是幸福的人儿。两位妈妈担心我们忙到饿肚子,每次来广州总要传授一些她们的拿手家常菜,给我们傍身。

所以,我也正在努力学习烹饪和管理,白天打理这小小的公司,维系着团队一起用心做事的缘分,晚上往来于家里厨房与菜市场,经营着一个家庭应有的小日子,这便是我人生的小理想。

妈妈的广式靓汤

我是广东人,粤菜如今随处可见,我想分享广东的汤,妈妈的汤。

广东人讲究煲汤,我妈妈大概算是传统的广东妈妈的模样,基本每天都会煲汤。上午去市场买上猪骨或鸡或鱼作为主材,其他辅助蔬果清洗、焯水,加上矿泉水,在橱柜里的几十种常见汤料中选几样随手抓一把,洗洗丢入锅里。

大火转中火,任由锅里食材融合。煲一锅刚刚好的靓汤,要等,大概半小时到一个半小时(煮太久容易导致高嘌呤)。

步骤简单,这随手几把汤料也看似随意,却是妈妈几十年的经验所得,她深谙不同食材搭配同煮后的风味与功效。妈妈的汤料里以豆类、菜干、红枣、莲子、百合、干贝等为主,对于药材类反而使用比较谨慎。煲好以后大多盐也不用加,汤本身就很美味。

好吃慢煮,来日方长

这样的一锅汤,是我们一家人午餐和晚餐、饭前和饭后的分量,每天人均4小碗,我和弟弟因常常忘记喝水而缺的水分也在这汤水里得以补偿。日日是不同的汤,肉骨汤、海鲜汤、瓜汤换着上桌,均衡搭配,汤渣妈妈也会捞出来,作为一道菜,搭配一碟蒜葱酱油蘸着吃,最后也会被我们消灭精光。

从小镇出来到广州读书工作以后,我也学着偶尔煲汤,但远远不及妈妈的功力,还需要时间学习。在这日常的一餐又一餐里慢慢累积像妈妈这样的经验。

我大学学的是化学专业,不太迷信中医,但对于食补、食疗是认可的,体会最深的大概是我爸爸生病的这几年时间了,爸爸2009年查出来有小肝癌,已出现门脉高压还有腹水,脾已经大到11个肋单元,肝结节也开始长成肿瘤,我问了几家医院,存活期有说1年多或3年的。带着该吃的药,我爸爸就回家了,妈妈在家细心照料,依然每日煲汤,变着法子做各种好吃的粤菜,后来父亲相继做了好多次手术,每次术后妈妈便煮一段时间的黑鱼汤和五红汤,帮助爸爸加快恢复。

爸爸也积极配合,其实他睡眠并不太好,但幸得胃口很好。

爸爸最后又活了10年,家人十分珍惜这些时光。

主治医生总说我们赚了至少5年,当然这里面有许多综合因素的作用,如病人的积极心态、家人的照料支持、医生的治疗方案等等,但我总觉得,家人在吃方面的讲究,也给父亲的病情稳定帮了大忙。

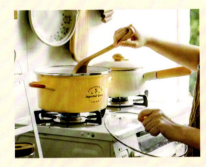 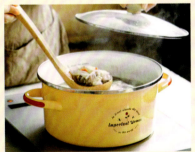 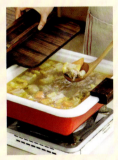

餐具提供:树可

梨

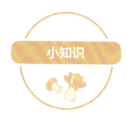

小知识

原产地 中国　**别　称** 快果、蜜父、玉乳

秋季干燥，清脆滋润的梨就成了这个季节里最受欢迎的水果之一。梨之所以深受人们喜爱，除了其本身味美汁多，可生津止渴，还因其有很高的药用价值，甚至被古人冠之以"百果之宗"的美誉。据《宋书·张邵传》记载："邵子敷，有名于世。武帝闻其名，召见奇之，以为世子中军参军，迁正员中书郎。敷小名查，父邵小名梨，文帝戏之曰：'查何如梨'？敷曰：'梨为百果之宗，查何可比'？"自此，梨乃"百果之宗"的说法传至今日。

另外，明代徐光启在《农政全书》中曾提到："西路产梨处，用刀去皮切作瓣子，以火焙干，谓之梨花，尝充贡献，实为佳果。上可贡于岁贡，下可奉于盘珍。"由此可知，在古时，上至宫廷贡品，下至百姓餐桌，梨的身影随处可见，广受推崇。

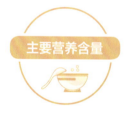

主要营养含量

梨是低脂肪、富含膳食纤维的食材

营养元素	每100克含量
热量	51.0千卡
蛋白质	0.3克
脂肪	0.1克
膳食纤维	2.6克
碳水化合物	13.1克

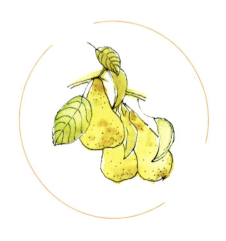

功 效

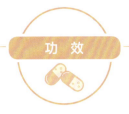

梨的药用价值在《本草纲目》等药典中多有记载，"梨者，利也，其性下行流利。"指出梨可"润肺凉心、消痰降火，解疮毒、酒醉"。同时，其含有丰富的膳食纤维，可有效促进肠胃蠕动，排出体内的有毒物质，减少便秘的烦恼；它还含有大量的果糖、葡萄糖、苹果酸等营养成分，在保肝、助消化、促进食欲方面颇有助益。

烹饪与搭配

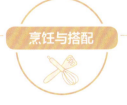

梨的吃法多样，可鲜食、可入菜，如炒梨、煮梨、蒸梨等；也可加工成甜品小食，如制成梨膏、果脯、果酒、果醋、罐头等。

挑选与储存

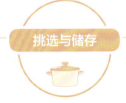

首先，从形状上来看，要挑选圆润饱满、端正规矩的梨，奇形怪状的梨一般颗粒组织多，吃起来较涩；其次看梨脐，如果梨底部凹陷，而周围较为平滑，那么这就是人们常说的"母梨"，这种梨较之普通梨更甘甜多汁；最后看梨皮，新鲜的梨皮薄且表面光滑细腻，若皮较厚且有大量颜色较深的纹路，则说明梨的水分已大量流失，不新鲜了。

小吊梨汤

 时间 45分钟 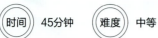 难度 中等

用料

雪花梨…2个
银耳…1小朵
枸杞子…10克
话梅…3个
冰糖…30克
水…1000毫升

做法

1 雪花梨削皮、去核、切成小块,梨皮留用;银耳提前泡水,去掉老根,掰碎备用。
2 锅中倒水烧开,放入梨块、梨皮、话梅、冰糖,小火熬煮30~40分钟,最后10分钟时加入枸杞子。
3 煮好后滤掉食材,只留梨汤即可。

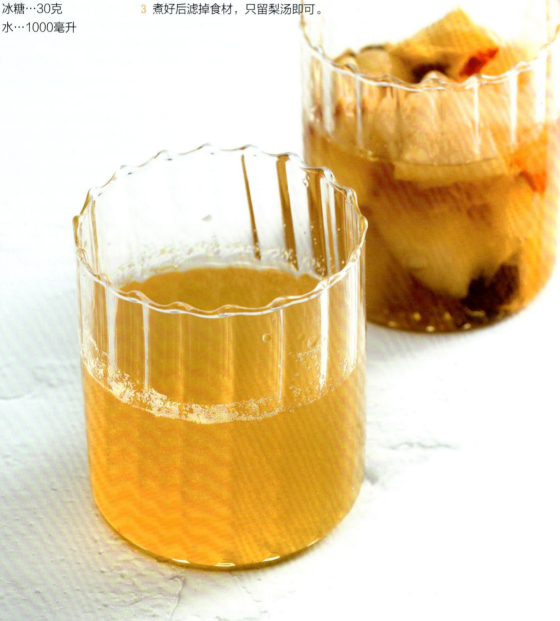

无花果瘦肉炖雪梨

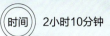 时间 2小时10分钟　 难度 中等

用料

雪梨…1个
猪瘦肉…200克
干无花果…5粒
姜…3片
陈皮…1/3片
盐…5克

做法

1 猪瘦肉洗净、切块，焯水后捞出备用。雪梨洗净、去皮、去核，切大块备用。

2 将猪瘦肉、干无花果、雪梨、陈皮、姜片放入炖盅中，倒入适量水，大火烧开后小火炖2小时。快炖好时加盐调味即可。

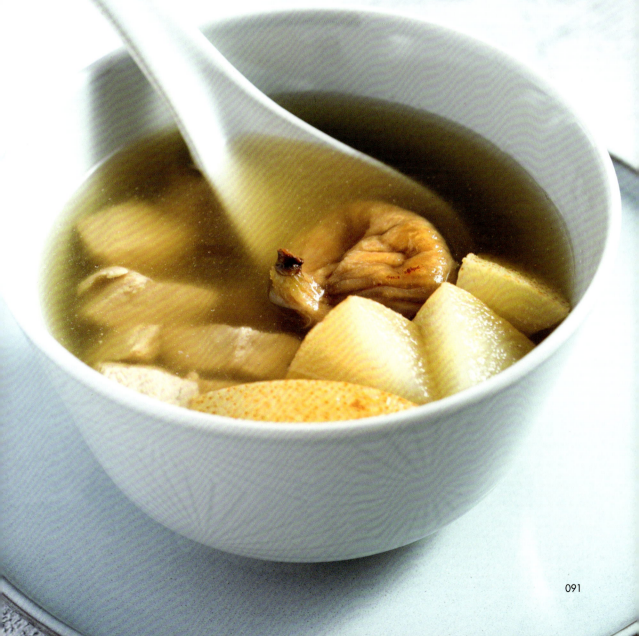

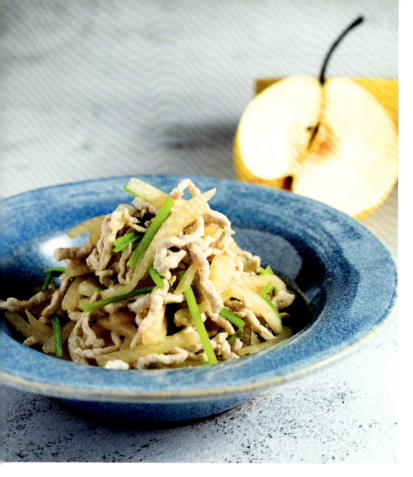

雪梨炒肉丝

时间 20分钟　　难度 简单

用料

雪梨…1个　　姜…5克
猪里脊…300克　　食用油…20毫升
香菜…40克　　盐…5克
淀粉…30克　　生抽…5毫升
蛋清…10克　　料酒…3毫升
大葱…5克　　胡椒粉…2克

做法

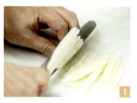
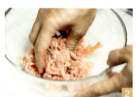
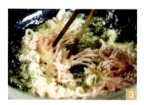
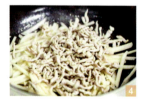
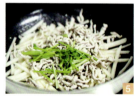

1. 雪梨削皮、切成条状，猪里脊切成肉丝；大葱切段，姜切末，香菜切段备用。
2. 将肉丝放入碗中，倒入料酒、生抽、胡椒粉、蛋清、淀粉后用手抓匀。
3. 起锅烧油，待油温五成热时倒入肉丝迅速划散，捞出。
4. 锅中留少许底油，放入葱段、姜末炒香，倒入肉丝翻炒后加入雪梨丝，翻炒均匀后加盐调味。
5. 出锅前放入香菜翻炒片刻即可。

红酒炖梨

时间 50分钟　　难度 中等

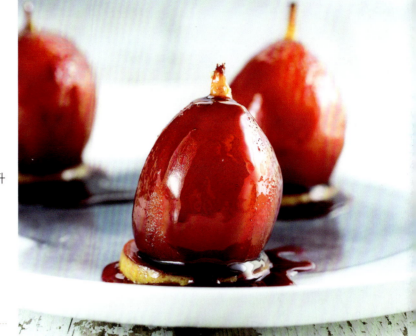

用料

香梨…4个　　肉桂…10克
柠檬…半个　　红酒…500毫升
白糖…200克

Tips ▶
香梨可换成啤梨或其他梨。

做法

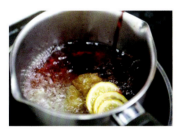

1 锅中倒入红酒、白糖，中火加热至白糖完全溶解后放入肉桂、切片的柠檬继续熬煮。

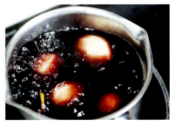

2 香梨削皮，放入正在加热的红酒中，大火煮开后转小火，盖盖焖煮25分钟左右，直至梨变软。

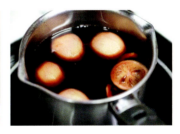

3 熬煮过程中要将梨翻动几次，保证梨表面能够均匀上色。最后，将梨取出装盘，把剩余的红酒继续煮至黏稠，淋在梨表面即可。

藕

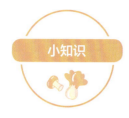

小知识

原产地 印度　**别　称** 玉玲珑、玉笋、玉臂龙、玉藕

　　藕即莲藕，网络上一度戏称"吃藕"为"丑"，当然这只是网友们玩的一个谐音梗。中医理论上认为，藕"主补中养神，益气力"，藕在补益气血、增强人体免疫力方面效果显著。气血足，则显得人精气神好，看起来容光焕发、神采奕奕。所以，吃藕非但不丑，实则可以美容养颜、滋补身体。

　　藕还经常出现在婚宴上，新人在结婚当天吃下藕，代表双方喜结连理、修成正果，还有祈祷多子多福的美好寓意。藕的丝线则代表将新人缠绕在一起，永不分离。

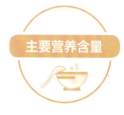

主要营养含量

藕是富含膳食纤维和维生素的食材

营养元素 ⋯ 每100克含量

热量 ⋯ 47.0千卡

蛋白质 ⋯ 1.2克

脂肪 ⋯ 0.2克

膳食纤维 ⋯ 2.2克

碳水化合物 ⋯ 11.5克

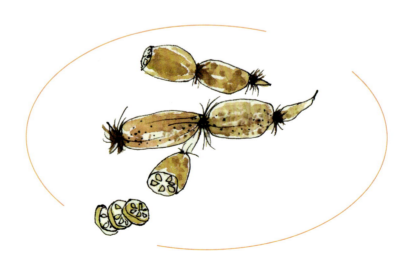

功 效

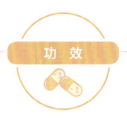

藕中含有黏液蛋白和膳食纤维，能与人体内胆酸盐、食物中的胆固醇和甘油三酯结合，使其从体内排出，从而起到减脂的效果。它所含有的大量单宁酸，有收缩血管的作用，可用于止血散瘀。

藕富含铁、钙等微量元素，其中的植物蛋白质、维生素含量也很丰富，可补气血、增强免疫力。同时，它还有一定的健脾止泻作用，能增进食欲、促进消化。

烹饪与搭配

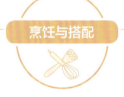

藕的品种一般分为两种，分别为七孔藕和九孔藕。七孔藕的颜色偏黄，外形粗短，外皮较粗糙，生吃有苦涩感，适合焖、煮、蒸、炖；九孔藕的颜色偏银白色，个头较细长，外皮相比七孔藕较细滑，生吃口感脆甜，适合凉拌或小炒。

因藕中含有淀粉，切片后遇到空气很容易氧化变色，可将藕片泡在清水中，加少许白醋浸泡片刻，这样炒出来的藕片色泽明亮，口感更脆爽。另外，炖煮藕时可用砂锅，避免使用铁器，防止其在烹饪过程中变黑，影响美观。

挑选与储存

看外形，选择外形饱满，外皮无损伤、无锈斑、无凹凸的藕，注意不要挑选颜色太白的藕，因为太白的藕很有可能经化学药水浸泡过；看通气孔，把藕切开来看，如果通气孔较大，则水分较多且脆甜，口感较好；看藕节，选择藕节粗短的藕，藕节间距较长的，这种藕成熟度较高。

花生莲藕排骨汤

 时间 1小时15分钟   难度 简单

用料

莲藕…300克
排骨…500克
花生…50克
枸杞子…10克
姜…10克
盐…8克
料酒…10毫升

做法

1 排骨洗净后斩段,莲藕去皮、切块,姜切片备用。
2 锅中倒水,放入排骨,再放入5克姜片和料酒,煮出血水后捞出洗净。
3 另起锅,将莲藕、排骨、花生、剩余姜片一起倒入锅中,加入没过食材的水。
4 盖上锅盖,大火煮开后转小火继续煮1小时左右,加入枸杞子,再煮2分钟。
5 快煮好时加盐调味即可。

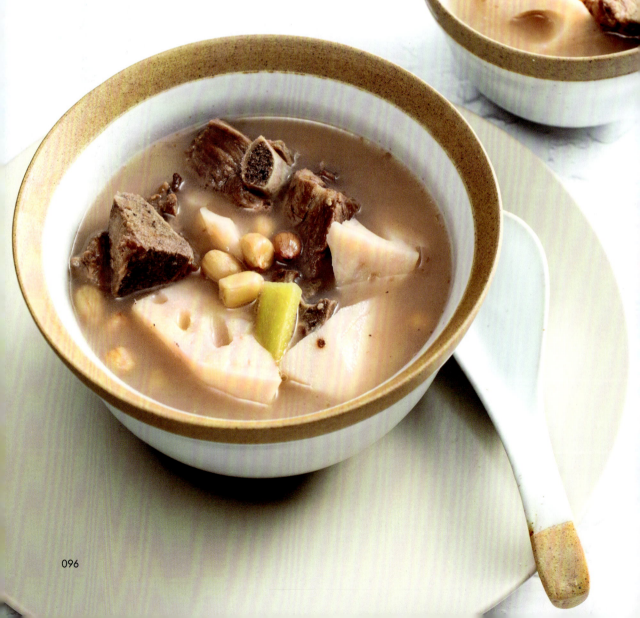

炝炒藕条

时间 20分钟　难度 简单

用料

莲藕…1节
干辣椒…1个
蒜…2瓣
葱花…10克
食用油…10毫升
盐…3克
白糖…3克
生抽…5毫升
香醋…5毫升

做法

1. 莲藕去皮、切成条，焯烫两三分钟，过凉水后沥干。干辣椒切段，蒜切片备用。
2. 锅烧热倒油，放入蒜片、干辣椒爆香，倒入藕条炒匀。
3. 加盐、白糖、生抽、香醋，炒至藕条稍变色即可，出锅前撒葱花。

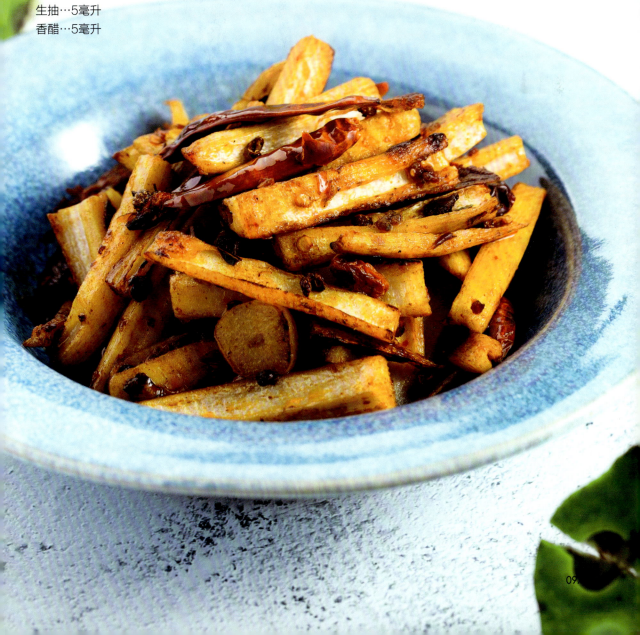

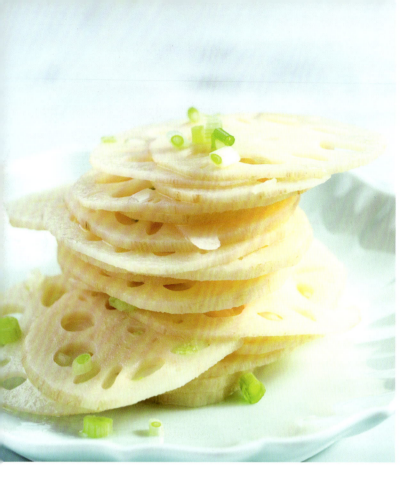

醋熘脆藕片

时间 15分钟　难度 简单

用料

莲藕…1节　　　白糖…8克
食用油…5毫升　白醋…15毫升
盐…3克

做法

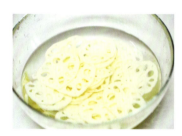
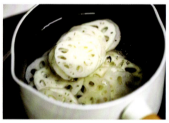
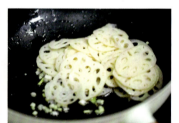

1 莲藕洗净、去皮，切成薄片，浸泡在水中，去掉多余淀粉。

2 将藕片放入开水中焯烫后捞出，过凉水后沥干水分。

3 锅烧热倒油，下入藕片，加盐、白糖快速翻炒，倒入白醋，略炒几下即可出锅。

清蒸藕丸子

时间 40分钟　难度 中等

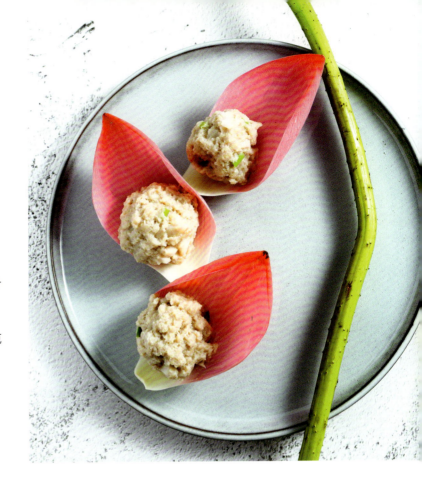

用料

莲藕…1节
猪瘦肉馅…300克
香葱…1棵
姜…10克
淀粉…10克
食用油…5毫升
蚝油…3克
盐…3克
白胡椒粉…3克

做法

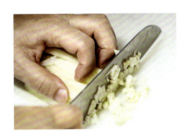

1. 莲藕洗净、去皮，用擦丝器擦成条后切碎。香葱切葱花、姜切末备用。

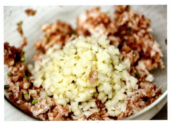

2. 在猪肉馅中加入食用油、姜末、葱花、盐、白胡椒粉、淀粉、蚝油，搅拌均匀，如果觉得肉馅太干就稍加水。在肉馅中倒入藕碎，按同一方向搅拌上劲。

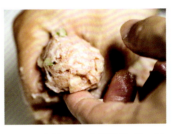

3. 抓取肉馅，用大拇指和虎口挤出丸子。蒸锅倒水烧开，将藕丸子放在蒸屉上，大火蒸15分钟左右，如丸子较大要多蒸一会儿。

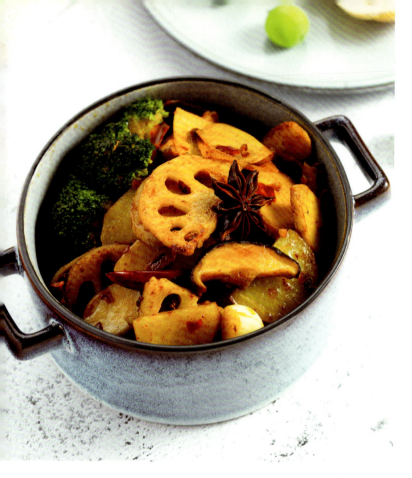

素干锅

| 时间 | 30分钟 | 难度 | 中等 |

用料

莲藕…200克　　豆皮…80克
杏鲍菇…1个　　干辣椒…10个
香菇…2个　　　八角…1个
豆干…150克　　花椒…2克
姜片…3克　　　食用油…150毫升
葱段…5克
蒜…3瓣　　　　生抽…5毫升
西蓝花…150克　淀粉…10克
土豆…半个　　　火锅底料…80克

做法

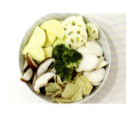 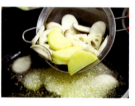 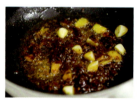 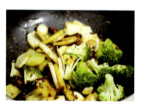

1 土豆、莲藕、香菇、杏鲍菇切片，豆皮切小块，西蓝花切小朵，蒜切两半。

2 热锅倒油，油温七成热时下入杏鲍菇、香菇和莲藕，炸至金黄，捞出。

3 锅中留底油，加火锅底料翻炒出红油，加花椒、干辣椒、八角爆香，再加葱段、姜片、蒜片翻炒出香味。

4 放入所有食材，翻炒熟后即可出锅。

香煎藕饼

| 时间 | 20分钟 | 难度 | 中等 |

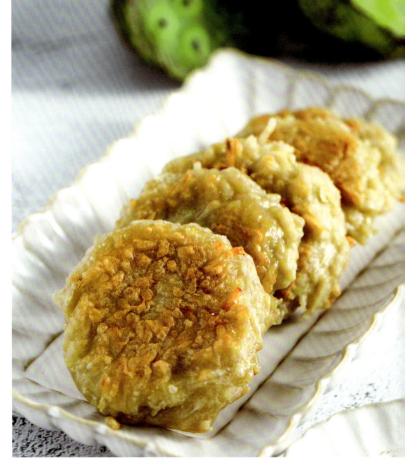

用料

莲藕…1节
面粉…20克
鸡蛋…2枚

食用油…10毫升
盐…6克
白胡椒粉…3克

做法

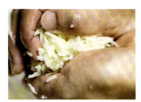

1 莲藕洗净、去皮、擦细丝，加入2克盐腌制，使藕丝脱水。用手攥干，去掉大部分水分。

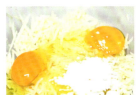

2 将面粉倒入大碗中，加藕丝、鸡蛋、白胡椒粉、4克盐，搅拌均匀成糊状。

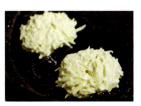

3 平底锅烧热倒油，将面糊摊成一个个小饼。

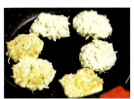

4 待面糊成形后翻面，用小火煎至两面金黄后即可盛出。

银耳

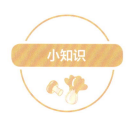

小知识

原产地 中国　**别　称** 白木耳、雪耳、银耳子

银耳和燕窝均为滋补之品,但燕窝价格昂贵,而银耳无论颜色、口感、功效都与燕窝相似,价格便宜,因此被称为"平民的燕窝"。

明清之际,天然品相好的银耳一直是皇帝和达官显贵养生益寿的佳品,如清代女官德龄所著的《御香缥缈录》中所写:"银耳那样的东西,它的市价贵极了,往往一小匣子银耳就要花一二十两银子才能买到。"

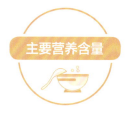

主要营养含量

银耳是富含膳食纤维、高蛋白、低脂肪食材

营养元素	每100克含量
热量	261千卡
蛋白质	10克
脂肪	1.4克
膳食纤维	30.4克
碳水化合物	67.3克

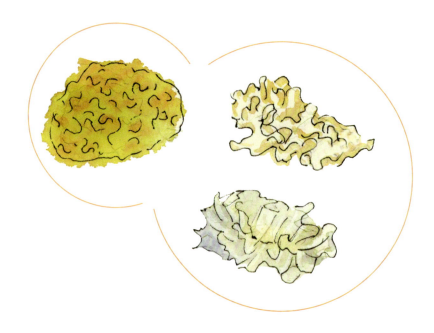

功 效

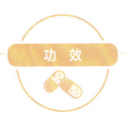

银耳是我国传统的食用菌，也是一种极其名贵的营养滋补佳品，历代皇家贵族均把银耳看作延年益寿之品。现代医学证明，银耳主要的药理有效成分是多糖，银耳多糖是银耳最重要的组成成分，占其干重60%~70%，同时银耳多糖还是一种重要的生物活性物质，能够增强人体免疫功能，起到扶正固本作用。

烹饪与搭配

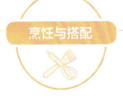

银耳最好用冷水泡。用热水泡木耳和银耳，不仅不易充分发开，口感还会绵软发黏，其中不少营养成分都会被溶解而损失掉。

银耳一定要根部向上泡发，这样才能泡透。泡发后去掉泥沙和发硬的根结，不可搓洗，因为银耳叶片较薄脆，容易揉烂。

挑选与储存

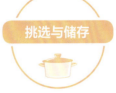

优质银耳应为白色或浅米黄色，朵基部呈现黄色、黄褐色，朵形完整。表面无霉变、无虫蛀、有光泽、没有杂质。银耳并不是越白越好，很白的银耳一般是使用硫磺熏蒸过的，所以选银耳应选白中略带黄色的。

优质银耳无异味，如闻上去有酸臭等异味，建议不要购买。优质银耳含有较多的维生素和胶质，泡发后有韧度、不宜断裂，捏上去没有发黏的感觉。

紫薯银耳粥

 时间 2小时（含浸泡时间）　 难度 简单

用料

银耳…1小朵
紫薯…1个
大米…50克

可选

白糖…10克
蜂蜜…100克

做法

1. 大米提前浸泡30~60分钟；银耳冷水泡发至完全舒展开，洗净、去根、撕成小朵；紫薯去皮，切成小块备用。
2. 大米冷水下锅，煮开后放入紫薯和银耳，小火煮30~40分钟，煮至银耳出胶、紫薯发软、汤汁黏稠即可。

Tips ▶
熬煮的时间可以根据自己喜欢的黏稠度增减。可适量加入白糖和蜂蜜。

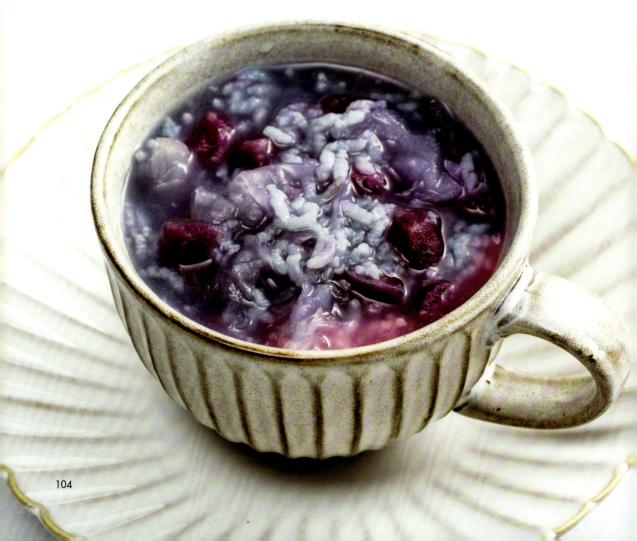

凉拌银耳

 时间　40分钟（含浸泡时间）　 难度　简单

用料

银耳…1朵
紫甘蓝…20克
胡萝卜…30克
香油…3毫升
盐…3克
白糖…3克
生抽…10毫升
香醋…5毫升

可选

香菜…3克
小米辣…1根
柠檬汁…3毫升
熟芝麻…1克

做法

1. 银耳提前冷水浸泡30分钟左右，去根后洗净，撕成小朵；紫甘蓝、胡萝卜分别切细丝备用。
2. 锅中倒水烧热，将银耳焯水后捞起，沥干后过凉水备用。
3. 将银耳、紫甘蓝、胡萝卜放入大碗中拌匀，加入香油、盐、白糖、生抽、香醋捞匀即可。

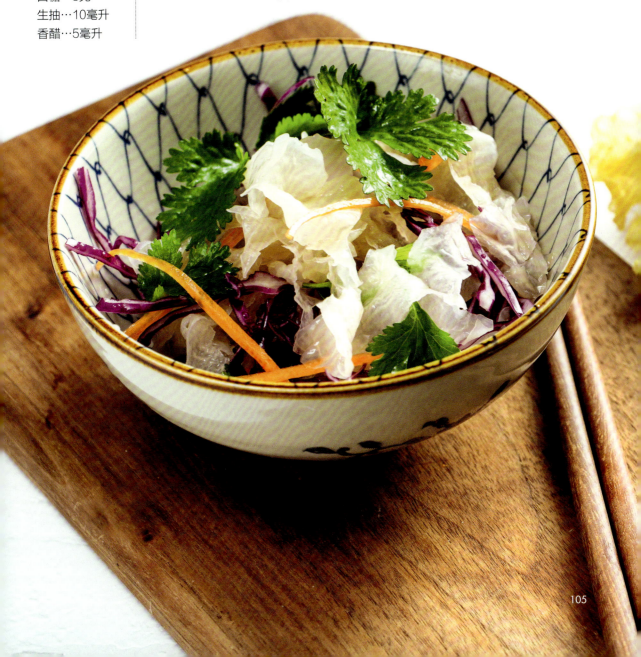

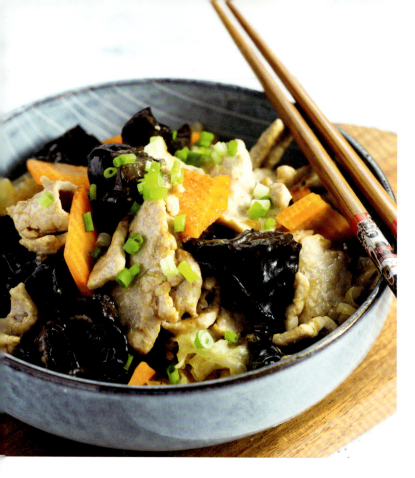

炒三脆

时间 25分钟　　难度 简单

用料

猪里脊肉…200克
水发木耳…40克
水发银耳…40克
胡萝卜…30克
葱、姜、蒜…各10克

蛋清…1个
食用油…50毫升
香油…3毫升
盐…6克
白糖…3克
生抽…5毫升
白胡椒粉…3克

做法

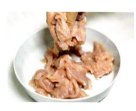

1　猪里脊肉切片,加入蛋清、白胡椒粉、香油、3克盐和20毫升水,抓匀后腌制片刻;胡萝卜切片,水发银耳和木耳分别切小块,葱、姜、蒜分别切末备用。

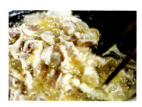

2　锅中倒油,五成热时下入肉片划散,捞出沥油备用。

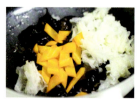

3　锅中留底油,倒入葱、姜、蒜末爆香,放入银耳、木耳、胡萝卜,倒20毫升水炒熟。

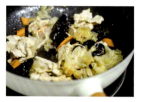

4　下入肉片,加入生抽、白糖、3克盐调味,翻炒均匀,出锅前淋入几滴香油即可。

银耳莲子百合羹

时间　2.5小时（含浸泡时间）

难度　简单

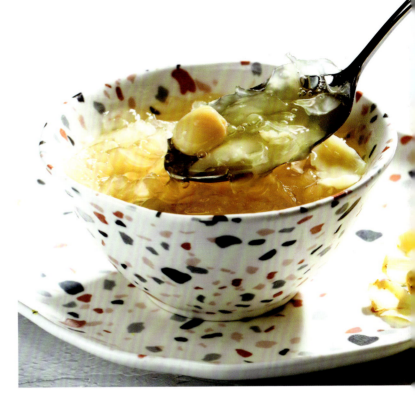

用料

银耳…1小朵
莲子…80克
百合…20克
冰糖…20克

可选
枸杞子…10粒
桂圆干…5克
红枣…6颗

Tips ▶

1. 银耳要充分泡发，莲子可以选择没有去掉莲心的，会更去火。若加入可选食材，银耳羹的颜色会变得更加金黄。
2. 银耳有稠耳和普通银耳之分，喜欢软糯口感的可以选择用更易出胶的稠耳。

做法

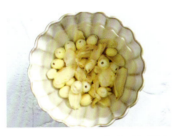

1 银耳、莲子、百合分别提前泡冷水2小时。

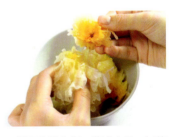

2 银耳去掉老根，撕成小朵，与莲子、百合一起洗净后沥干备用。

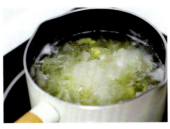

3 锅中倒水，放入银耳、莲子、百合，大火煮开后转小火焖煮30分钟。

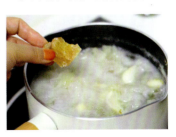

4 煮至汤汁黏稠、出胶，放入冰糖化开即可。

荸荠

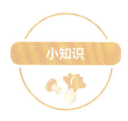

小知识

原产地 印度　**别　称** 马蹄、地栗、凫茈

　　荸荠外形扁圆，看起来遍布着泥土的黑红色外表其貌不扬，去皮后的果实却无比清甜、雪白，有"地下雪梨"的美称。因一种唤凫的鸟喜欢啄食，荸荠也叫"凫茈"，早在《尔雅》中就有记载，"芍，凫茈"。说明荸荠在我国有近两千多年的栽种历史了。荸荠所食用部分为球茎，根据球茎所含淀粉量的不同，可分为水马蹄和红马蹄两种。

　　荸荠是生长在水田等湿地中的水生植物，和茭白、莲藕、水芹、芡实、慈姑、莼菜、菱角一起被称为江南"水八仙"，是苏南、浙北地区的秋季传统食材，也在江南菜系中广泛出现。

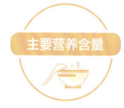

主要营养含量

荸荠是低脂肪食材

营养元素	每100克含量
热量	61千卡
蛋白质	1.2克
脂肪	0.2克
膳食纤维	1.1克
碳水化合物	14.2克

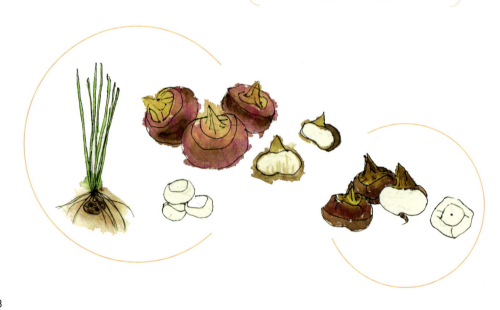

功 效

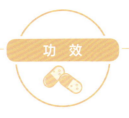

荸荠含有丰富的蛋白质、维生素C、胡萝卜素、钙、磷、铁等营养元素，含水量高。性寒，在熬煮饮用时可以加入冰糖，增加清热润燥的功效。

荸荠富含淀粉和粗纤维，能够促进肠道蠕动，具有润肠通便的作用，老人、孩童及消化功能较弱的人群尽量避免多食。

烹饪与搭配

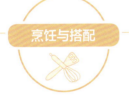

荸荠口感清脆、甜爽多汁，可以当成水果一样生吃，更常见的吃法是用来做甜汤、甜食，如竹蔗马蹄水、马蹄糕等。荸荠即使经过长时间熬煮后，也依旧能保持较脆的质地。

荸荠还能作为蔬菜与其他食材搭配来做小炒，或在肉馅中出现，如荸荠炒肉片、荸荠虾仁、荸荠狮子头等，既有肉汁荤香的浸润，也依然在菜品中有自己爽脆的个性，为菜品增加风味和特别的口感。

挑选与储存

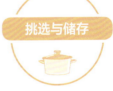

荸荠要挑个头较大、表皮颜色紫红且薄、顶芽短粗的，肉质更细腻、爽脆多汁。而颜色发黑的则质地粗糙、口感发渣。买回后可以放在阴凉避光处储存，也可以洗净表皮泥土后放入冰箱冷藏。

荸荠生长于水田或沼泽中，表皮附着泥沙及细菌，生食时要清洗干净。荸荠不易削皮，洗净后放入盐水中浸泡，外皮会稍微好削一些。削皮时一定要注意手指避开刀锋。

茅根竹蔗马蹄水

时间 1小时10分钟　难度 中等

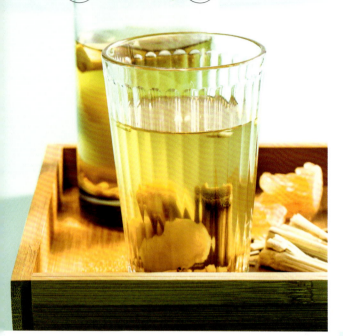

用料

荸荠…100克
茅根…3克
竹蔗…250克
黄冰糖…20克
水…1500毫升

可选
胡萝卜…适量
甘蔗…适量

做法

1. 茅根洗净、切段，荸荠去皮、洗净，竹蔗去皮、切小段备用。
2. 将洗好的食材放入锅中，加入水和黄冰糖，大火煮开后转小火慢煮1小时即可。

Tips ▶
茅根和竹蔗有新鲜的最好，没有也可以买干的，或搭配好的食材包。如果不方便购买茅根和竹蔗，也可以用荸荠、胡萝卜、甘蔗、冰糖这个搭配，煮水饮用，热饮或放入冰箱冷藏后冰饮皆可。

用料

荸荠…5个
雪梨…1个
冰糖…10克
干桂花…3克

可选
淀粉…适量
藕粉…适量

冰糖雪梨马蹄爽

时间 15分钟　难度 简单

做法

1. 将荸荠和雪梨去皮、切块，用料理机加水打碎。
2. 再倒入汤锅中，加入冰糖煮开。
3. 可加入少许淀粉后盛出，撒少许干桂花即可。

Tips ▶
1. 用料理机将食材打碎，保持一点儿颗粒吃起来更有口感。
2. 淀粉可以换成藕粉，先将藕粉用少许清水调开，再倒入煮开的水中，调成浓稠的状态即可。也可以不放淀粉类，煮开后冷藏饮用。

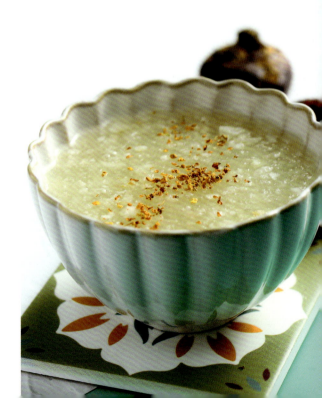

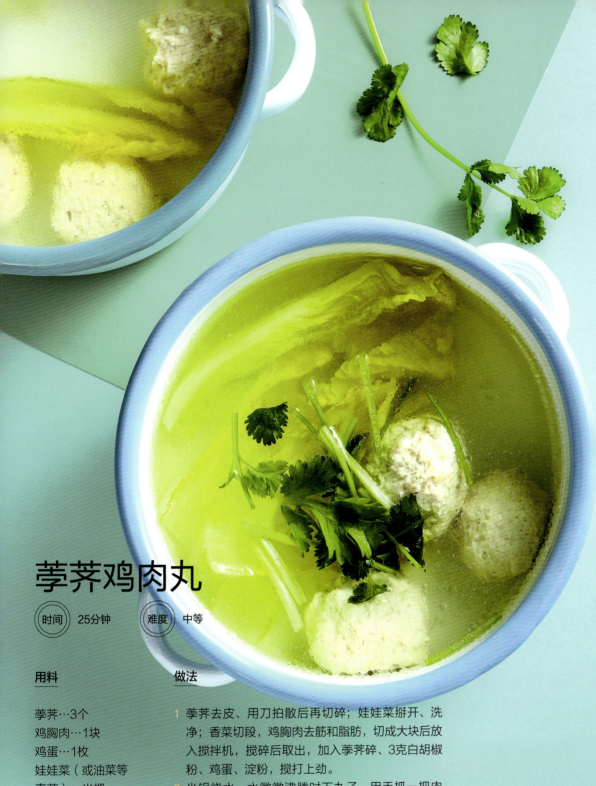

荸荠鸡肉丸

时间 25分钟　难度 中等

用料

荸荠…3个
鸡胸肉…1块
鸡蛋…1枚
娃娃菜（或油菜等青菜）…半棵
香菜…5克
盐…10克
白胡椒粉…5克
淀粉…5克
香油…5毫升

做法

1. 荸荠去皮、用刀拍散后再切碎；娃娃菜掰开、洗净；香菜切段，鸡胸肉去筋和脂肪，切成大块后放入搅拌机，搅碎后取出，加入荸荠碎、3克白胡椒粉、鸡蛋、淀粉，搅打上劲。
2. 坐锅烧水，水微微沸腾时下丸子。用手抓一把肉馅，从虎口挤出一个丸子，用勺子放入水中，一直保持水微沸的状态。
3. 调入2克白胡椒粉和盐，加入娃娃菜，沸腾后出锅，淋入香油，撒香菜段即可。

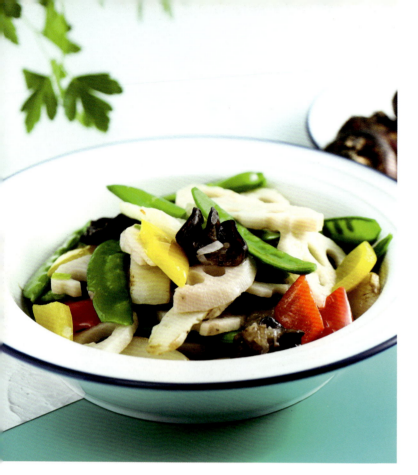

荷塘小炒

时间 30分钟　难度 简单

用料

荸荠…4个
莲藕…半节
荷兰豆…50克
木耳…10克
红、黄彩椒…各20克

食用油…30毫升
盐…10克
白糖…5克
水淀粉…20毫升

做法

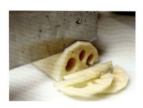

1 莲藕去皮、切薄片，彩椒洗净、切菱形片，荷兰豆去头尾、去筋，木耳用清水泡发后去根、洗净，撕成小朵，荸荠去皮、切片。

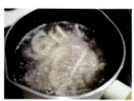

2 坐锅烧水，水中放入10毫升油和5克盐，水开后先放入莲藕煮1分钟。

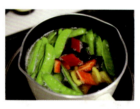

3 放入荷兰豆、彩椒和荸荠，水开后放木耳，全部捞出后过凉水，沥干。

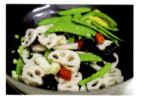

4 不粘锅烧热，倒20毫升油，放入所有食材翻炒，放盐、白糖，淋入水淀粉即可。

咸蛋马蹄蒸肉饼

时间 30分钟　难度 中等

用料

猪肉馅（肥瘦比例3：7）…300克
荸荠…2个
鸡蛋…3枚
香菇…1个
姜蓉…2克
葱花…2克
生抽…20毫升
蚝油…10克
料酒…10毫升
白胡椒粉…2克
白糖…5克
淀粉…5克

可选

葱油…5毫升
蒸鱼豉油…10毫升

做法

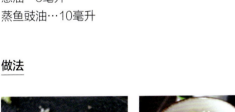

1. 荸荠去皮、切碎，香菇切碎。

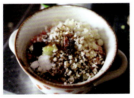

2. 将荸荠、香菇、姜蓉放入猪肉馅中，加入白糖、生抽、蚝油、料酒、白胡椒粉、淀粉和30毫升水抓匀，摔打到肉馅有些许黏性。

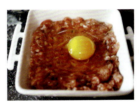

3. 准备稍有深度的盘子或碗，底面抹少许食用油，放入肉馅铺平，中间可稍凹陷，打入一枚鸡蛋。此分量可做3小碗。

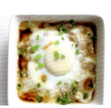

4. 蒸锅上汽后将肉饼放入蒸屉，蒸10分钟左右，熟透后取出，撒上葱花即可。如果觉得淡可将葱油和蒸鱼豉油混合后淋入。

Tips ▶

1. 肉馅不能用纯瘦肉，三七开的肉馅口感比较好。
2. 调味时宁可稍淡、不要太咸，蒸熟后可以淋入蒸鱼豉油再次调味。
3. 用干香菇比鲜香菇味道更好。荸荠不要切得过碎，吃起来有明显颗粒感最好。
4. 鸡蛋还可以换成咸蛋黄，就是咸蛋蒸肉饼，肉饼调味需要再淡一些。

鸭肉

小知识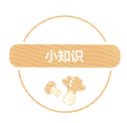

别　称 鹜肉、家凫肉、扁嘴娘肉

鸭肉肉质肥而不腻，据说乾隆皇帝和慈禧太后都爱吃鸭。乾隆的早膳里就有酒炖鸭子、托汤鸭子、清蒸鸭子等。据说名菜干菜鸭子就是乾隆下江南时，当地厨师特意研发出来的。慈禧太后爱吃的菜肴中有一道烩鸭条，据说有人还因擅长制作此菜而飞黄腾达。

论起爱吃鸭、会吃鸭，非南京人莫属。据说南京人一年能吃一亿多只鸭子，令人叹为观止。难怪人们戏言，没有一只鸭子能活着游出南京。就连南京人自己也说："三天不吃鸭，走路要打滑"。南京人对鸭子的喜爱真是到了极致。

主要营养含量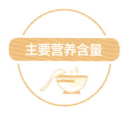

鸭肉是高热量、高蛋白食材

营养元素	每100克含量
热量	240.0千卡
蛋白质	15.5克
脂肪	19.7克
碳水化合物	0.2克

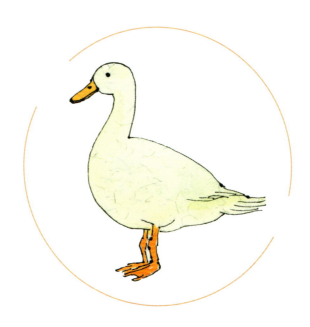

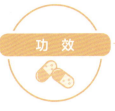

功效

鸭肉性偏凉，有滋阴养肺、止咳化痰的作用。多食鸭肉还可以通小便，起到利水消肿的效果。

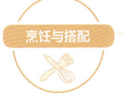

烹饪与搭配

不同部位的鸭肉口感不一，选择合适的烹饪方式才可以得到最佳的味蕾体验。

整鸭一般用作卤、烤、炖、蒸；鸭头适合卤或干锅；鸭脖、鸭舌适合酱、卤、干锅；鸭胗肉质坚硬，可爆炒、可卤；鸭心做法多为爆炒或卤；鸭肝适合卤、炒或用于法式料理中；鸭翅适合卤、红烧；鸭掌含有丰富的胶原蛋白，筋多，皮厚无肉，很有嚼劲，适合卤或红烧；鸭腿适合卤、烤、煮、炖、炸；鸭架则多用做炖汤。

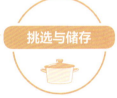

挑选与储存

优质的鸭子体表光滑，切开后肉质呈淡淡的粉色；若鸭皮表面渗出油脂，切面为暗红色则说明质量差。

优质的鸭子形体为扁圆形，肉质紧致，腹腔上能明显看到盐霜；鸭肉松软、腹腔上有霉点、能闻到腥霉味或其他刺鼻异味，则说明鸭肉已经不新鲜或变质。

酸萝卜老鸭汤

 时间 2小时　 难度 中等

用料

老鸭…半只
酸萝卜…500克
葱…2段
姜…1小块
花椒…3克
食用油…15毫升
盐…3克
绍兴黄酒…30毫升
白胡椒粉…3克

做法

1. 将老鸭斩成3厘米见方的块，放入锅中，冷水煮开后捞出；酸萝卜切块，姜切片。
2. 炒锅倒油，中火加热至四成热，放入葱段、姜片、花椒爆香，倒入鸭肉煸炒片刻后倒入绍兴黄酒。
3. 倒入开水没过鸭肉，放入酸萝卜，盖上锅盖大火烧开后继续煮10分钟，转小火慢炖40分钟，最后放入盐和白胡椒粉调味即可。

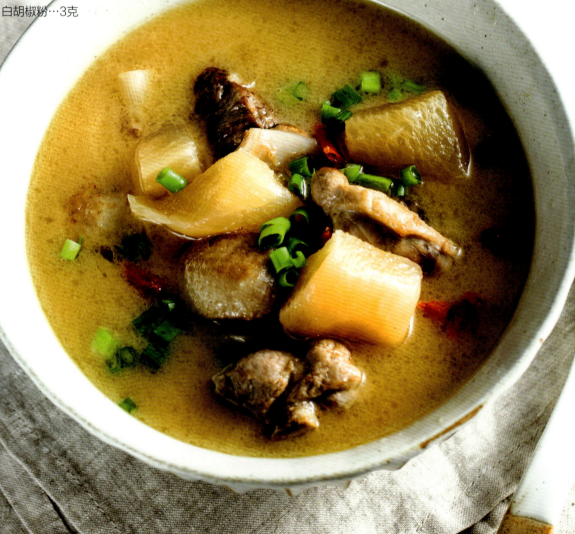

茶树菇老鸭汤

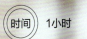 1小时 中等

用料

鸭肉…500克
淮山药…15克
薏米…10克
芡实…10克
枸杞子…5克
香菇…10克
干茶树菇…20克
盐…5克
白糖…3克

做法

1. 薏米、芡实、干茶树菇、香菇分别泡水20分钟,茶树菇去根;淮山药去皮、切段备用。
2. 鸭肉斩成大块,放入冷水锅中焯透,捞出后洗净备用。
3. 鸭肉放入锅中,加入4倍的水,小火慢炖90分钟,快炖好前放入枸杞子,加入盐、白糖调味即可。

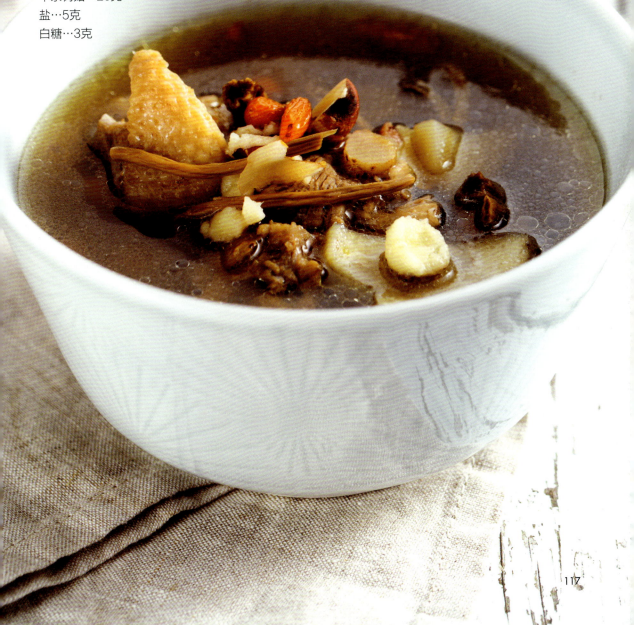

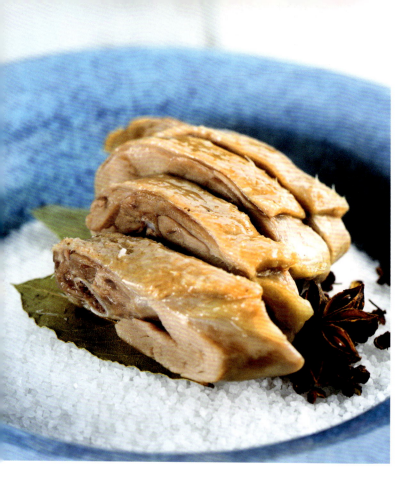

家庭版盐水鸭

时间　3小时（含腌制时间）

难度　简单

用料

鸭腿…1个　　　花椒…10克
姜…20克　　　八角…5克
大葱…20克　　香叶…5克
干辣椒…5克　　粗盐…20克

做法

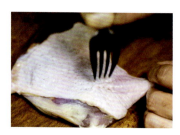

1　鸭腿洗净，用叉子扎出小孔，可以更入味。姜切片、大葱切段。

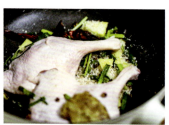

2　锅中放粗盐干炒，倒入葱段、姜片、干辣椒、花椒、八角、香叶炒香，放入鸭腿腌制2小时后取出。

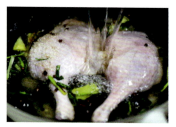

3　锅中倒水煮开，小火煮30分钟，关火继续浸泡20分钟，捞出放凉后切块即可。

啤酒鸭

时间 1小时　难度 中等

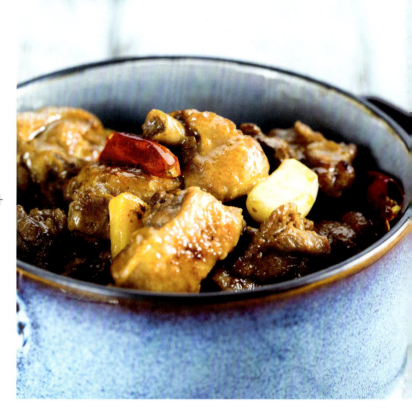

用料

鸭子…1只
啤酒…500毫升
葱、姜、蒜…各20克
八角…5克
香叶…5克
干辣椒…5克

食用油…30毫升
盐…5克
白糖…5克
生抽…20毫升
老抽…10毫升
蚝油…15克

做法

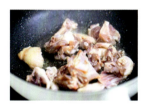

1 鸭子洗干净后剁成大块；姜拍碎，葱切段，蒜切开备用。锅中倒油烧热，倒入鸭块和葱、姜、蒜炒香。

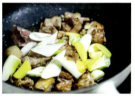

2 放入八角、香叶、干辣椒翻炒。

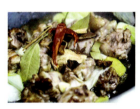

3 倒入啤酒、生抽、老抽、蚝油，大火烧开后转小火煮15分钟。

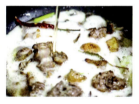

4 快煮好时加入盐、白糖调味，最后焖烧至汤汁收浓即可。

第四部分

隆冬

·
WINTER
·
·

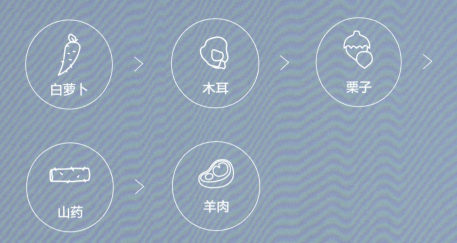

冬日天寒地冻，万物肃杀。中医认为冬季主气为寒，寒与肾相应，所以这个季节最容易耗伤肾之阳气，人体会出现腰膝冷痛、夜尿频多、风寒感冒等症状。肾阳虚又可导致肾阴虚，肾阴虚的症状是口干咽痛、头晕耳鸣。《黄帝内经》中提到："肾者，主蛰，封藏之本，精之处也，其华在发，其充在骨，为阴中之少阴，通于冬气。"所以冬季养生，最重要的是养肾。

中医认为，黑色入肾，常吃黑色及深褐色的食物可以养肾，如木耳、黑芝麻、黑米、黑豆等。栗子、山药也是冬季进补之佳品，皆有补肾益肾功效，据《本草纲目》记载：栗味甘、性温，入脾胃肾经；山药则"益肾气，健脾胃"。在寒风凛冽的冬季，与三五好友约一顿热气腾腾的羊肉涮锅，大概没有人可以拒绝吧。其实，这不仅是味蕾的选择，更是我们身体的选择。冬季多吃羊肉不仅可以温补肾阳，还可健脾暖胃。"冬吃萝卜夏吃姜，不劳大夫开药方"，这句俗语尽人皆知，经研究发现，白萝卜中含有大量微量元素，多吃白萝卜可增强人体免疫力，对抗严寒里的病毒侵袭，因此白萝卜也是冬季餐桌上的常客。

除了通过饮食来养肾，在日常起居方面要注意：早睡晚起，因为冬季的清早和深夜时分寒气较重，避开这个时间段可以避免人体阳气有过多的损耗；注意保暖，睡觉多盖被，出门多穿衣。尤其要注意脚部御寒，因为脚离心脏最远，血液供应少且慢，脚底有涌泉穴与肾相通，寒气会通过脚底传入身体，睡前用热水泡脚并按摩涌泉穴，促进脚部血液循环的同时还可养肾强腰；减少运动量，适量运动，并选择慢跑、打太极等不太剧烈的运动方式，避免出太多汗，因为出汗会使阳气外泄。

达人说

应季而食，温暖过冬

文 /Nicole

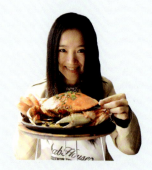

作者介绍：美食自媒体人，著有《我的轻食主张》《速食主义：上班族的美味营养餐》《呀！面包！创意面包烘焙日历》《巧厨娘新手下厨》《轻食悦体减法生活》等生活类书籍，曾为多家杂志专栏撰稿。

我喜欢在厨房里折腾，喜欢研究创意家常菜和轻食，有娃之后，也研究了不少辅食和儿童餐的制作。

生活离不开一日三餐，希望可以和大家一起，让吃饭变成一件快乐的事。

不时不食，适时而食

中国人一直有"应季而食"的说法，因为不同的季节有不同的特点，为了适应不同季节里的气候、温度和湿度等诸多因素，我们应该相应地调整自身的饮食结构，让身体达到一个最好的状态。

不同季节中自然条件的差异不仅会对身体有影响，对食物本身也同样有影响。每个季节都有最适宜收获的食材，顺应季节去选和吃，才能品尝到自然所赋予我们最真实的味道，符合我们所追求的自然健康的本质。

冬季热量指南

与其他季节相比，冬季最大的特点就是温度低，北方干冷，南方湿寒，都让人感到很不舒服。在这样的气候环境影响下，身体的各项生理机能会减弱，保证身体摄入充足又丰富的营养，才有能量对抗风寒，顺利过冬。

要提高耐寒能力，首先要有足够的热量供给，饮食方面要以增加热能为主，适当增加富含碳水化合物和脂肪的食物，比如红肉类：牛肉、猪肉、羊肉；根茎类：萝卜、土豆、芋头、红薯；坚果类：核桃、栗子、扁桃仁等。

此外，优质蛋白的摄入也很重要，比如瘦肉、蛋类、鱼类、奶制品、豆制品等，这些食物富含优质蛋白，营养价值很高，不仅可以提供能量，同时也易消化、易吸收，能够帮助提高身体免疫力。

除了热量的补充，维生素的补充也不能忽视，所以还要注意摄入丰富的蔬果，为身体补充丰富的维生素，预防感冒和病毒的侵袭。

有些人喜欢在天冷时吃辣御寒，需要注意的是，重口味的食物不仅会消耗我们体内的水分，也会加重肾脏的负担。所以我建议冬季还是尽量吃得暖和、清淡，避免太多重口味。对于老人和孩子等肠胃功能较弱的人群来说，脂肪的摄入量也要合理，太过油腻的食物难消化，容易引起身体不适。

大口吃肉的时候到了

提到适合冬季的菜肴，我首先想到的就是羊肉，这也是我家在冬天吃得最多的肉类。比起其他红肉，羊肉更有温补气血、开胃健脾的功效，天冷时吃点羊肉，既可以抵御风寒，又可以滋补身体。

不过需要注意的是，羊肉吃太多容易燥热，吃羊肉时可以尽量搭配一些蔬菜或选择清淡的做法，既可以解腻，还可以起到膳食平衡的作用。

比如这道清炖羊排，就用了最简单、最清淡的做法，食材很朴素，调味更简单，凸显羊肉的美味。也许有朋友会因为担心羊肉膻，而加重口味来处理羊肉，其实只要选好羊肉，真的无须加入太多调味品。脾胃虚寒的朋友不妨试一试哦！

清炖羊排

用料

羊排…1000克
干辣椒…2个
姜…1块
盐…10克

准备

羊排斩成小段，姜去皮、切片。

做法

1 将羊排放入沸水中焯烫，变色后捞出，洗去浮沫。
2 将处理好的羊排放入电炖锅中，加入姜片和干辣椒，加清水至食材的1/2处。
3 加盐拌匀，用炖煮模式制作即可。

心得分享

1 羊肉炖之前焯烫一下，可以去除多余油脂。
2 羊肉足够新鲜的话，清炖不需要放入过多调料。
3 电炖锅保水性比较好，所以清水不需要加入太多，如果用其他锅来炖，需要适当增加水量。

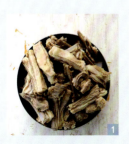 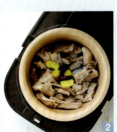 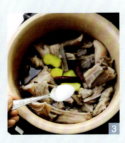 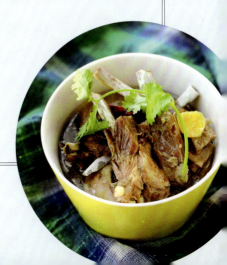

白萝卜

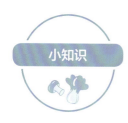

小知识

| 原产地 | 中国 | 别　称 | 莱菔、菜头 |

"熟食甘似芋，生荐脆如梨；老病消凝滞，奇功值品题。"这句诗描写的就是白萝卜。古时，人们称白萝卜为仙人骨，中医称莱菔。其味辛甘、性凉，入肺、胃经，是食疗佳品，对治疗多种疾病都有积极的助推作用，李时珍曾在《本草纲目》中称之为"蔬菜中之最有利益者"。也因此，白萝卜在民间又有"土人参"之美誉。

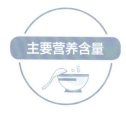

主要营养含量

白萝卜是低热量、低脂肪食材

营养元素	每100克含量
热量	16.0千卡
蛋白质	0.7克
脂肪	0.1克
膳食纤维	0.2克
碳水化合物	4.0克

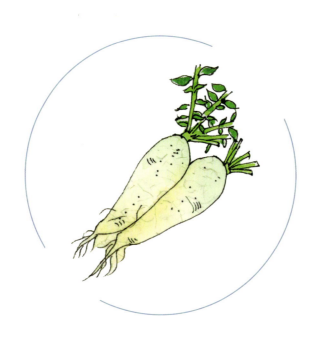

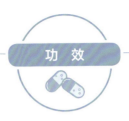

功 效

中医认为，白萝卜可以补气顺气，消积滞、化痰热，含有丰富的维生素C和微量元素锌，在提高人体免疫力和抗病能力上效果显著。白萝卜中所含有的芥子油能够促进肠胃蠕动、开胃、助消化；它所含有的淀粉酶能分解食物中的淀粉和脂肪，让其得到充分吸收。

需要注意的是，白萝卜性偏寒凉，主泄，脾虚泄泻者应慎食。

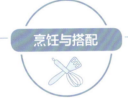

烹饪与搭配

白萝卜做法多样，"可生可熟、可豉可醋、可糖可腌可饭"。因其各部位口感不同，在做法和吃法上也颇有讲究。顶部水分较少，质地偏硬，生吃口感不佳，建议炒制或炖煮；中段富含水分，口感较清甜脆嫩，可生吃，做凉菜或沙拉都是极好的选择；尾部所含淀粉酶和芥子油较多，味道是整个萝卜中最为辛辣的部分，生吃口感虽不是很好，但在健胃消食方面效果显著，另外做成萝卜干或酱菜也是不错的选择。

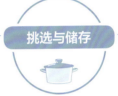

挑选与储存

应选择外形上大小匀称、根部较圆、表皮光滑、外皮颜色无异常的白萝卜。如果外皮有半透明的斑块，则说明其不新鲜，而且很有可能受过冻。

选择萝卜缨新鲜的，没有黄叶或烂叶的白萝卜。抽苔后的白萝卜肉质中的营养成分向苔部转移，大多是糠心萝卜，质量差。

爽口腌萝卜

 时间 8小时以上（含腌制时间） 难度 简单

用料

白萝卜…半根
白醋…200毫升
苹果醋…50毫升
盐…2克
白糖…30克
小米辣…1根

Tips ▶
白萝卜切得越厚，腌制时间越长。

做法

1. 白萝卜洗净、切片，装入容器内；小米辣切圈备用。
2. 将白醋、苹果醋、盐和白糖混合，倒入装有白萝卜片的容器中，撒入小米辣，浸泡一晚即可。

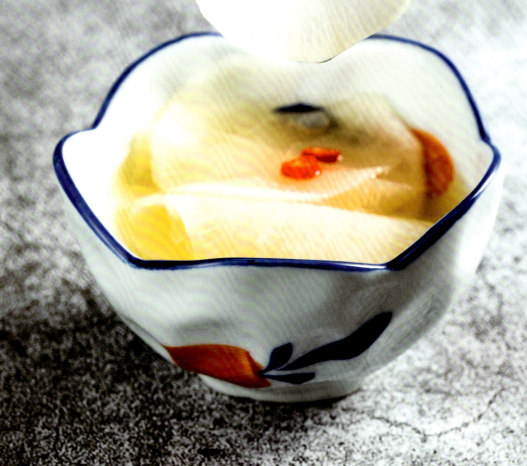

五花肉烧萝卜

时间 40分钟　　难度 中等

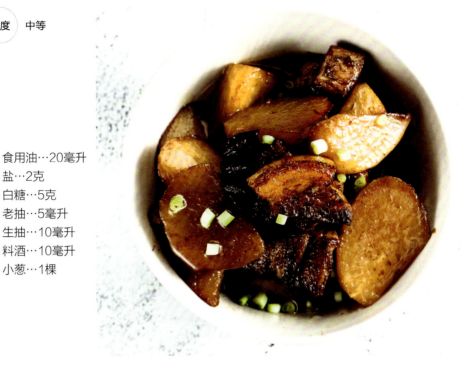

用料

白萝卜…500克
五花肉…300克
八角…2个
桂皮…1块
香叶…1片
姜…2片
大葱…1段

食用油…20毫升
盐…2克
白糖…5克
老抽…5毫升
生抽…10毫升
料酒…10毫升
小葱…1棵

做法

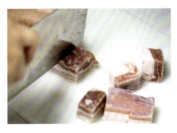

1 白萝卜去皮、洗净、切大块；大葱斜切成丝；五花肉洗净、切小块。

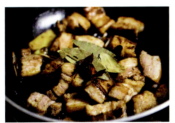

2 锅中倒油烧热，下入五花肉，中小火煸炒至肉块微焦、出油后，倒入姜片、葱丝、桂皮、香叶、八角炒香，再倒入生抽、老抽、料酒翻炒至五花肉上色。

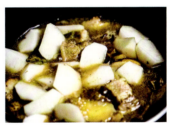

3 加入适量开水，稍微没过肉块，盖盖，中小火焖15分钟。倒入白萝卜块焖熟，加盐、白糖调味，转大火收至汤汁浓稠。撒切末的小葱。

萝卜丝鲫鱼汤

时间 40分钟　　难度 中等

用料

白萝卜…200克
鲫鱼…1条
枸杞子…5克
姜片…30克
香菜…5克
食用油…40毫升
盐…8克
料酒…15毫升
牛奶…50毫升

做法

1. 鲫鱼洗净，用厨房纸擦干水分；白萝卜洗净、去皮后切成细丝备用。
2. 锅中倒入20毫升油，加热至五成热时，拎着鱼尾将鱼从锅边放入，两面均煎至金黄后盛出。
3. 另起锅，倒入20毫升油，放入姜片爆香，放入鲫鱼和料酒，倒入没过鱼身的开水，烧开后盖盖，中火煮15分钟。
4. 放入牛奶、萝卜丝和枸杞子，继续中火煮5分钟，加盐调味，出锅后撒香菜即可。

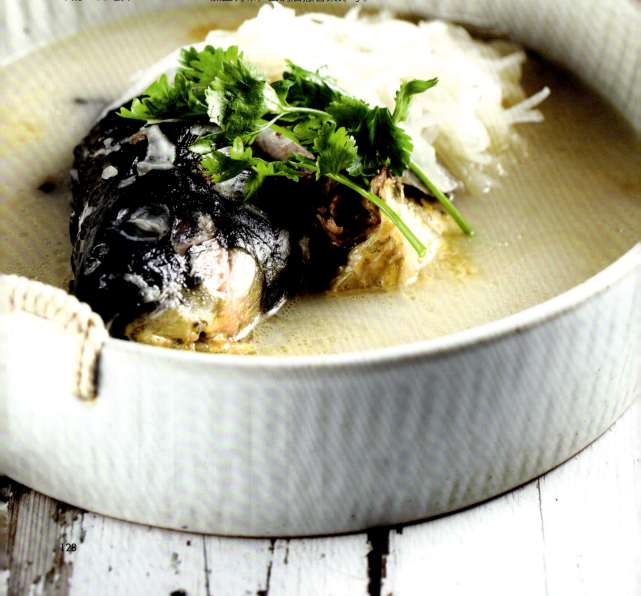

白萝卜玉米羊肉汤

 时间 2小时10分钟   难度 中等

用料

白萝卜…1根
羊排…500克
玉米…1根
荸荠…10个
大葱…1段
姜…1块
食用油…15毫升
绍兴黄酒…30毫升
盐…3克
白胡椒粒…3克

做法

1. 大葱切小段，姜切片，荸荠去皮，玉米切段备用。
2. 羊排洗净，斩切成3厘米见方的块，放入冷水锅中，大火烧开，焯烫后捞出、沥干。
3. 锅中倒油烧热，放入葱段、姜片爆香，放入羊排，加入3倍左右的水和黄酒，大火烧开后转小火煮1小时，加入白萝卜、玉米、荸荠再煮40分钟，最后加盐和白胡椒粒调味。

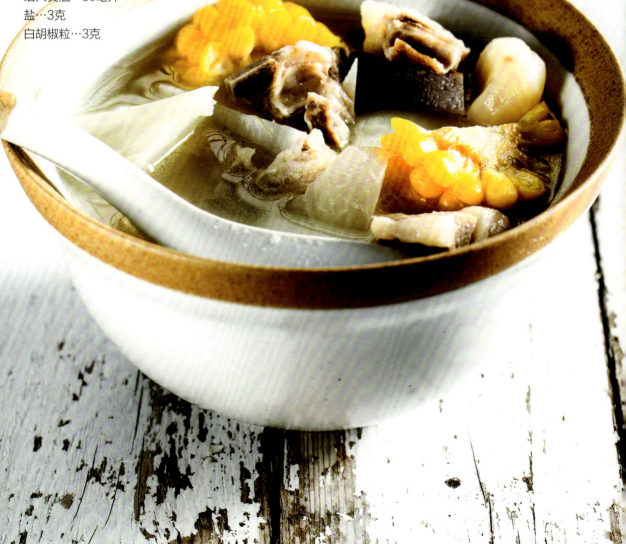

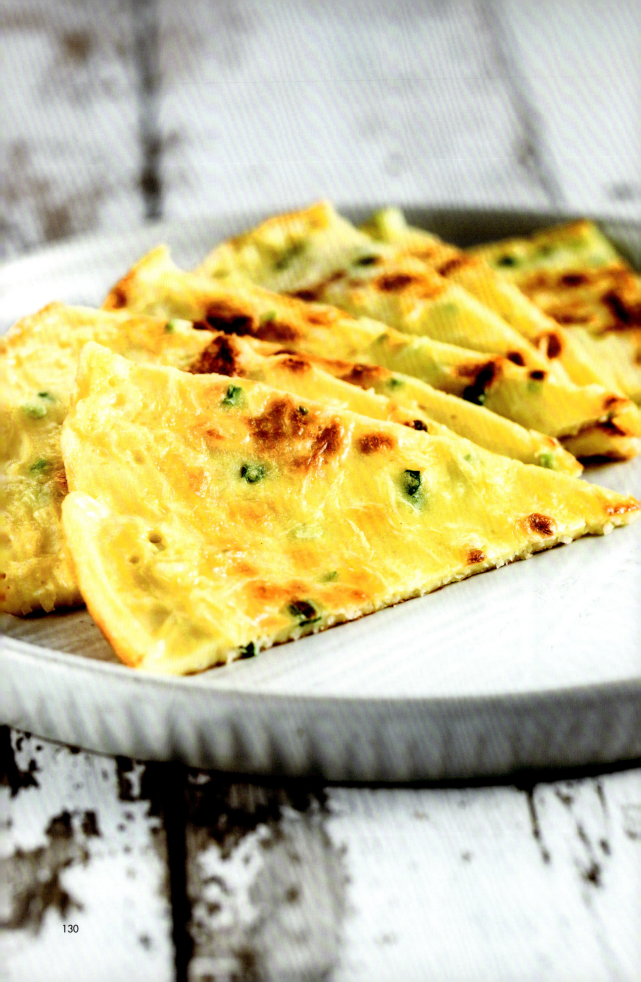

萝卜丝饼

时间 20分钟　难度 中等

用料

白萝卜…半根　　葱花…5克　　　盐…5克
面粉…50克　　　食用油…10毫升　白胡椒粉…3克
鸡蛋…2枚

做法

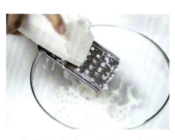

1 白萝卜去皮、洗净后擦成细丝，加2克盐腌制，使萝卜丝脱水。

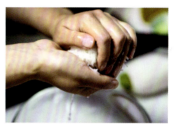

2 用手攥萝卜丝，去掉大部分水分。

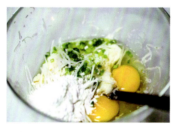

3 将面粉倒入碗中，加萝卜丝、葱花、鸡蛋、白胡椒粉、3克盐，搅拌均匀成糊状。

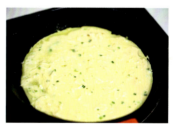

4 平底锅烧热倒油，舀一勺面糊，摊成饼，待面糊成形后翻面，中火煎至两面金黄后即可盛出。

木耳

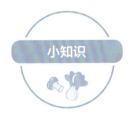

小知识

| 原产地 | 中国 | 别　称 | 黑菜、云耳 |

木耳是珍贵的食用菌和药用菌,被誉为"食用菌之王"。营养丰富,含有大量的钾、镁、钙、铁等矿物质,其中蛋白质含量与肉类相当,铁、钙含量是肉类的数十倍之多,是名副其实的"素中之肉""素中之王",也是世界上公认的天然保健食品。

木耳的食用价值,早在四千多年前的神农氏时期便已被充满智慧的古人认识到,那时人们就已经栽培、食用木耳了,《礼记》中也有帝王宴会上食用木耳的相关记载。

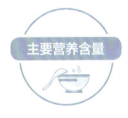

主要营养含量

木耳是高蛋白、富含膳食纤维的食材

营养元素	每100克含量
热量	265.0千卡
蛋白质	12.1克
脂肪	1.5克
膳食纤维	29.9克
碳水化合物	65.6克

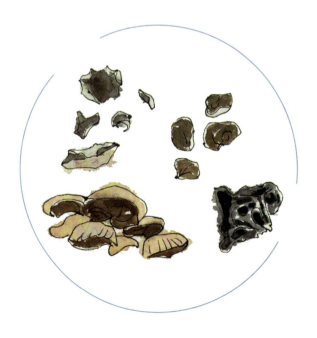

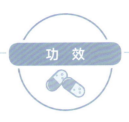

功效

木耳含有丰富的植物胶原成分，具有较强的吸附作用，可以将残留在体内难以消化的物质吸附起来并排出体外，是人体的"清道夫"。木耳多糖对机体损伤有修护作用，可延缓组织衰老。而且它是常见天然食物中含铁量最高的，是菠菜的30倍、猪肝的4倍左右，为天然的补血佳品。经常食用木耳可使皮肤红润，养血驻颜，还可以有效防治缺铁性贫血。

烹饪与搭配

木耳要提前在冷水中浸泡三四个小时（冬天可用温水泡发），待泡到半透明状时为宜。浸泡时间不可过长，否则会变质，产生生物毒素或滋生细菌、真菌等致病微生物，食用之后很可能导致中毒。

挑选与储存

看颜色，优质木耳朵片完整，且两面颜色不同，正面为黑褐色，表面有光泽，背面为暗灰色，无光泽。若两面都为黑色，则很有可能被硫酸镁浸泡过，呈棕色并有白色附着物的为劣质木耳。

用手捏，优质木耳用手轻轻一捏就会碎，不易碎的木耳慎选。

闻味道，优质木耳闻起来有一种微微的香味；若闻起来有霉味或其他刺鼻异味，则说明已经发生霉变或是经化学制品加工的。

用水泡，优质木耳泡发后叶体完整、肥厚而鲜亮，质地细腻、有光泽、有弹性；劣质木耳用水泡发后肉质软、无弹性，有糟烂现象。

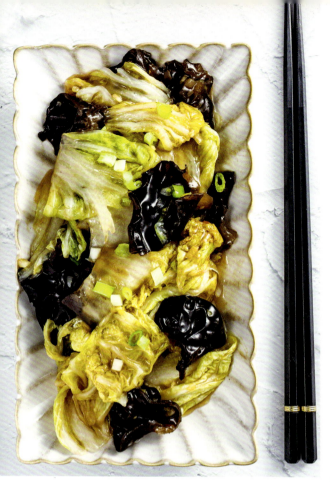

木耳炒白菜

| 时间 | 20分钟 | 难度 | 简单 |

用料

木耳…100克　　食用油…20毫升
白菜…200克　　盐…3克
葱末…5克　　　白糖…3克
姜末…5克　　　水淀粉…10毫升
蒜末…5克　　　生抽…10毫升

做法

1. 白菜叶洗净，片成大片；木耳提前泡发，去根后撕成小朵备用。
2. 炒锅烧热倒油，加入葱末、姜末、蒜末爆香，倒入白菜片翻炒至变软后放入木耳，加入生抽、盐、白糖调味。出锅前淋入水淀粉，打薄芡即可。

用料

木耳…1小把　　　白糖…3克
紫洋葱…半个　　陈醋…5毫升
香菜…2棵　　　 生抽…10毫升
油炸花生米…20克　蚝油5克
黑芝麻…1克
小米辣…1根　　**可选**
香油…2毫升　　 蒜蓉…3克
盐…3克　　　　 辣椒油…2毫升

做法

1. 木耳提前冷水泡发，去掉老根，洗净后撕成小朵；紫洋葱切成细圈或细丝；香菜取香菜梗的部分切段；小米辣切圈备用。
2. 锅中倒入适量清水，放入木耳焯烫后过凉水备用。
3. 将小米辣、香油、盐、白糖、陈醋、生抽、蚝油混合，搅匀成调料汁。
4. 将木耳、紫洋葱、香菜、油炸花生米放入大碗中混合，淋入调好的料汁，最后撒上黑芝麻即可。

老醋花生拌木耳

| 时间 | 25分钟 | 难度 | 简单 |

Tips ▶

1. 木耳要现吃现泡发，不能久泡。
2. 根据个人口味可加入蒜蓉、辣椒油等。

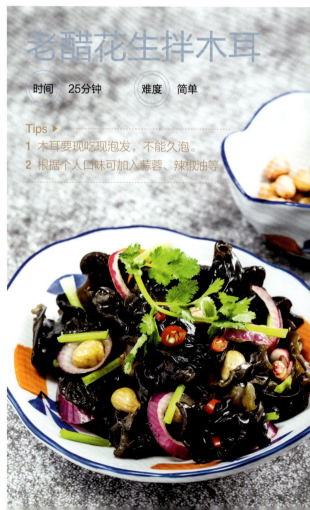

木耳烧豆腐

时间 35分钟　难度 简单

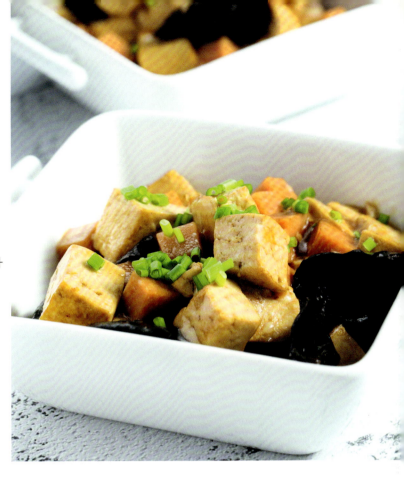

用料

木耳…100克　食用油…15毫升
豆腐…1块　盐…3克
姜片…5克　生抽…10毫升
葱花…5克　蚝油…3克
花椒…3克　水淀粉…3毫升

做法

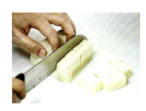

1. 豆腐切成小块，木耳提前泡发，撕成小片备用。

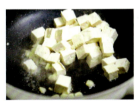

2. 豆腐块焯水后捞出，过凉水浸泡。豆腐焯水能去除豆腥味，可以使再次烹煮的时候更滑嫩、不易散。

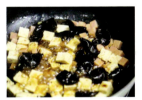

3. 锅中倒油烧热，倒入姜片、花椒爆香，倒入适量水烧开，倒入豆腐、木耳，加入生抽、蚝油、盐，中火烧至汁水即将收干时淋入水淀粉，出锅前撒上葱花即可。

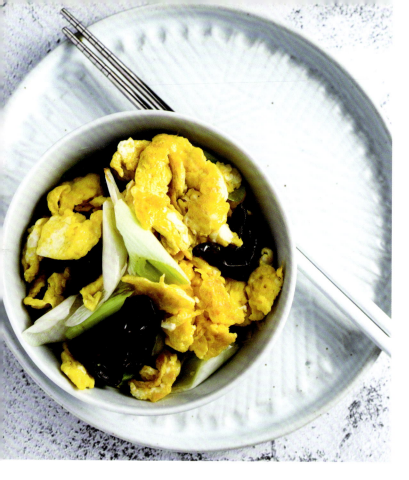

大葱木耳炒鸡蛋

| 时间 | 25分钟 | 难度 | 简单 |

用料

木耳…100克　　盐…3克
鸡蛋…3枚　　　白胡椒粉…2克
大葱…10克　　　生抽…5毫升
食用油…20毫升

Tips ▶
可用黄豆酱代替盐和生抽调味。

做法

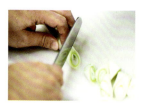 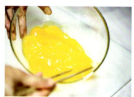 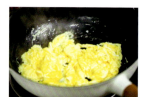 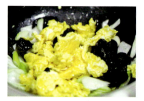

1 大葱切段。木耳提前泡发，去老根后洗净，撕成小片，焯烫后沥水备用。

2 鸡蛋打散，在蛋液中加入白胡椒粉和盐，搅打均匀。

3 锅烧热倒油，倒入蛋液，炒熟后盛出。

4 利用锅中的余油放入葱段炒香，下入鸡蛋和木耳一起翻炒均匀，加少许盐和生抽调味即可。

酸辣汤

时间 30分钟　难度 中等

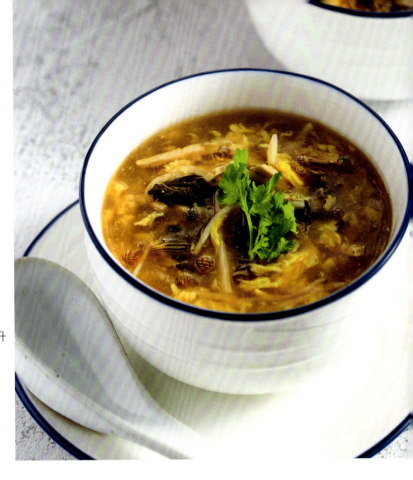

用料

木耳…30克
豆腐…1块
冬笋…40克
鸡蛋…2枚
香菜…3克
香油…10毫升

盐…6克
老抽…5毫升
醋…40毫升
胡椒粉…10克
水淀粉…20毫升

做法

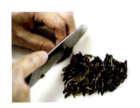

1 将木耳提前泡发后洗净，鸡蛋打散，豆腐、冬笋、木耳切成细丝备用。

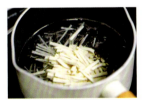

2 锅中倒水烧开，倒入豆腐、木耳、冬笋，煮熟后加老抽、胡椒粉、盐调味。

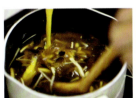

3 将水淀粉倒入锅中勾芡，倒入蛋液搅一下，待蛋花均匀后关火。

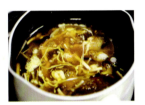

4 最后倒入醋和香油，撒上香菜即可出锅。

栗子

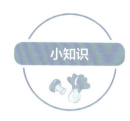

小知识

原产地 中国 **别　称** 板栗、毛栗、风栗、魁栗

栗子是我国最早食用的坚果之一，果肉香甜细腻，受到很多文人雅客的喜爱，也因此留下了很多关于栗子的名诗佳句。诗人杜甫拿栗子来招待客人，"入村樵径引，尝果栗皱开"。范成大赞其"紫灿山梨红皱枣，总输易栗十分甜"。作家郑逸梅也曾描述栗子"肥也，嫩也，暖也，尽栗之长，非老好饕不知。"

栗子不仅味美，对人体还有很好的保健作用。宋代文学家苏辙晚年腿脚和腰不好，通过每日生吃栗子来调理，使身体上的这些病痛得到有效治疗。于是，他专门作诗赞颂其神奇功效："老去日添腰脚病，山翁服栗旧传方……客来为说晨兴晚，三咽徐收白玉浆。"

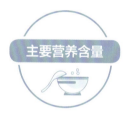

主要营养含量

栗子是高热量、高碳水化合物食材

营养元素	每100克含量
热量	214.0千卡
蛋白质	4.8克
脂肪	1.5克
膳食纤维	1.2克
碳水化合物	46.2克

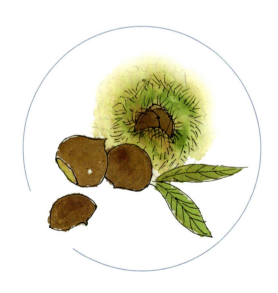

功 效

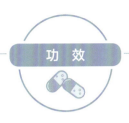

清代著名医学家黄宫绣曾说:"栗,肾之果也,味咸性温,体重而实,故能入肾补气。凡人肾亏损而见腰脚软弱,并胃气不充而见肠鸣泄泻,服此无不效。"这肯定了栗子在补肾和治疗腹泻方面的积极作用。在国外,板栗更被视作健脾补肾的"人参果"。栗子虽好,也不宜多吃,吃太多反而会伤到脾胃,建议每天摄入量不超过10颗。

烹饪与搭配

糖炒栗子算得上是最受人欢迎的小吃之一,特别是冬季,不管身处哪座城市,街头总能闻见栗子特殊的香味和炒栗人的吆喝声,"闻街头唤炒栗之声,舌本流津"的说法丝毫不夸张。除了糖炒栗子,还可以将栗子剥皮入菜,或炒或炖煮,都有独特的美味。

生栗子不易剥开,可将洗净的栗子切个小口,放入沸水中煮5分钟,此时就很容易剥开,省时省力。

挑选与储存

看外形,外壳鲜红有颗粒感、有光泽,形状较圆的栗子品质较好;外壳光滑、无光泽,颜色如巧克力一般,形状较扁的栗子不甜而且不新鲜。

用手捏,如果栗子的外壳非常坚硬,说明果实饱满;若捏起来较软、有空壳,则说明果肉干瘪或蔫软,质量差。

用耳听,拿起栗子放在耳边摇晃一下,如果没有声音,说明果肉和外壳没有分离,是新鲜栗子;反之,若能听到声音,说明栗子放置时间较久,果肉干硬,已与外壳分离。

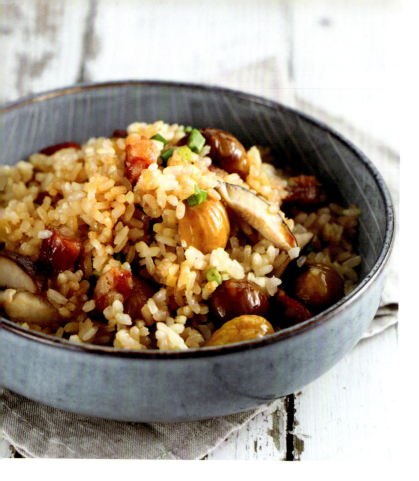

栗子焖饭

⏱ 时间　1小时15分钟

📊 难度　简单

用料

去皮栗子…80克　　广式腊肠…1根
大米…200克　　　食用油…15毫升
鲜香菇…2朵　　　生抽…15毫升

做法

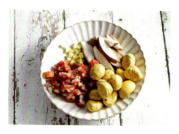

1　大米提前浸泡半小时，鲜香菇切小粒，广式腊肠切粒备用。

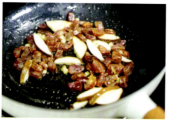

2　锅中倒油烧热，放入腊肠、香菇炒香。

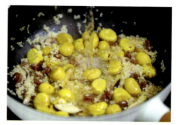

3　倒入栗子和沥干的米，加入生抽和适量水煮开，倒入电饭煲煮熟即可。

栗子烧鸡

时间 1小时　难度 中等

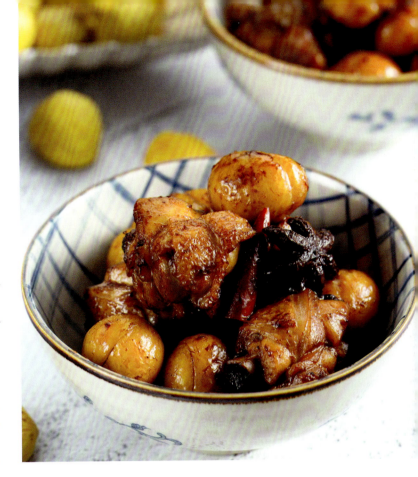

用料

去皮栗子…100克
鸡…半只
葱段…20克
姜片…20克
食用油…15毫升
干辣椒…2个
八角…1枚

香油…5毫升
盐…8克
冰糖…15克
生抽…15毫升
老抽…5毫升
黄酒…20毫升
胡椒粉…3克

Tips ▶
如果不是去皮栗子，可以放入热水中煮5分钟左右，更容易去皮。

做法

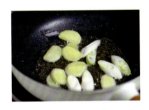 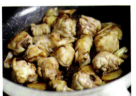 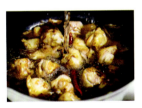 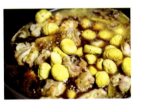

1 鸡洗净、剁小块，加5克盐、5毫升生抽、胡椒粉和香油腌制片刻。锅中倒油烧热，倒入葱段、姜片爆香。

2 倒入鸡块煸炒至表皮发黄。

3 加入栗子、八角、干辣椒、黄酒、10毫升生抽、老抽，倒入没过鸡块的水，大火烧开后转小火焖煮20分钟左右。

4 加入冰糖、3克盐调味，再煮10分钟后转大火收浓即可。

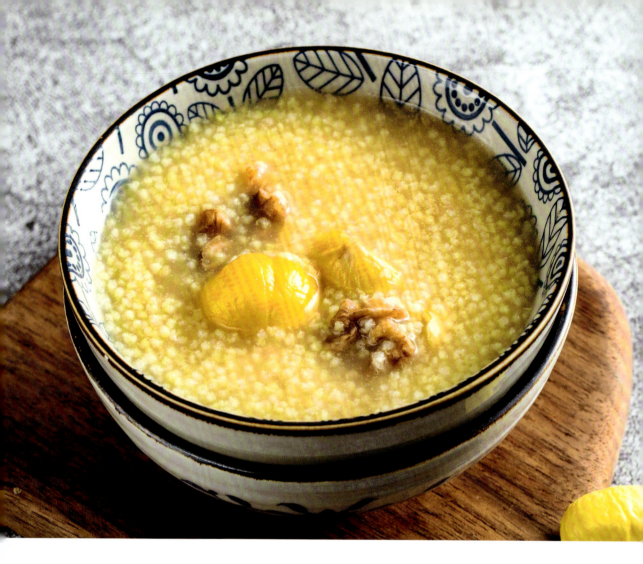

栗子核桃小米粥

用料

去壳栗子…20克
小米…50克
核桃仁…20克
冰糖…10克

时间 40分钟　　难度 简单

做法

1. 小米淘洗干净，栗子、核桃仁洗净备用。
2. 锅中放入小米、栗子后加水煮开，小火煮15分钟左右，加入核桃仁和冰糖再煮10～15分钟，煮至冰糖化开、粥黏稠即可。

Tips ▶

1. 栗子最好买已经去壳后的栗子，减少准备时间。
2. 核桃仁根据个人喜爱的程度调整加热时间，想吃到稍脆的质地就晚一点儿加入，喜欢口感较软的可以在最开始熬煮时就加入，还可以将核桃碾碎后加入。
3. 若觉得米粥过于黏稠，要加入开水而非凉水，否则会出现粥米分离的状态。

栗子娃娃菜

时间 25分钟　难度 简单

用料

栗子…7个
娃娃菜…1棵
葱…5克
姜…5克
食用油…15毫升
盐…5克
鸡汤…50毫升

做法

1. 娃娃菜洗净，去掉叶子，只留菜帮，切成长条备用。栗子切厚片，葱、姜分别切碎备用。
2. 锅烧热倒油，放入葱末、姜末爆香，加入栗子炒香后倒入娃娃菜和鸡汤，煮5~8分钟，最后加盐调味即可。

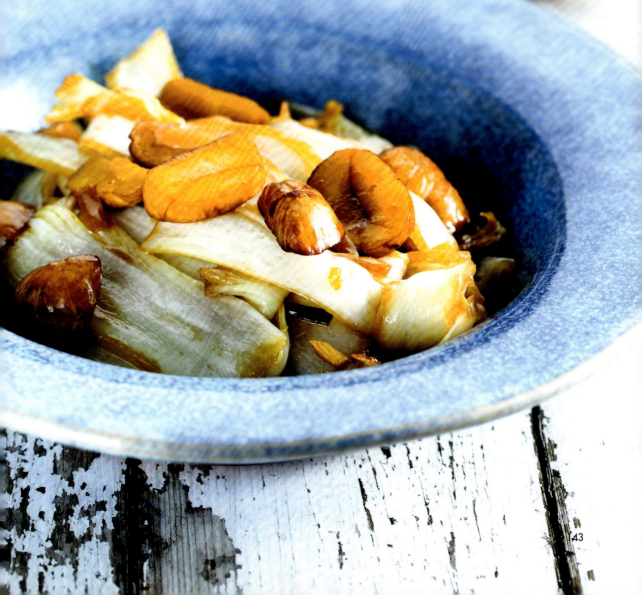

山药

小知识

| 原产地 | 中国 | 别　称 | 薯蓣、怀山药、淮山、土薯 |

　　山药口感清甜、黏糯绵软，自古就是人们用作充饥的食物，诗圣杜甫就曾在诗作中写道，"充肠多薯蓣，崖蜜亦易求"，薯蓣即山药。唐朝时期，为避讳唐代宗（名李豫）的名讳而改为薯药；北宋时，因避宋英宗（名赵曙）名讳又更名为山药。

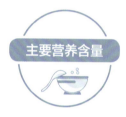

主要营养含量

山药是低脂肪、高碳水化合物食材

- 营养元素 … 每100克含量
- 热量 … 57.0千卡
- 蛋白质 … 1.9克
- 脂肪 … 0.2克
- 膳食纤维 … 0.8克
- 碳水化合物 … 12.4克

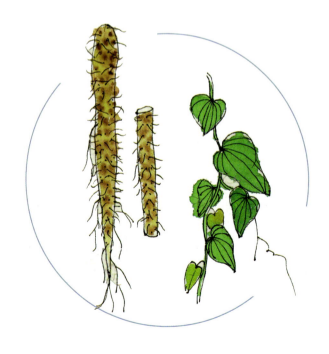

功 效

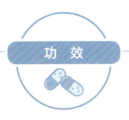

山药是山中之药、食中之药。据《神农本草经》记载，其"主伤中，补虚，除寒热邪气，补中益气力，长肌肉，久服耳目聪明"；《本草纲目》也提到山药能"益肾气、健脾胃、泻痢、化痰涎、润毛皮"。

山药中有大量黏性液体，削皮后的山药手感黏滑，这是因为它含有丰富的黏液蛋白。黏液蛋白可以防止黏膜损伤，并在胃蛋白酶的作用下保护胃壁，有效预防或缓解胃溃疡、胃炎；它含有十多种人体必需的氨基酸，为人体提供能量、提高免疫力；山药还含有多糖物质，据实验表明，山药多糖可抗衰老；另外，它所含有的皂苷、酚类以及维生素等都具有较强的保健功效。

烹饪与搭配

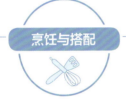

有人在处理山药时会出现皮肤刺痒的情况，这是因为山药中含有皂角素和植物碱，部分人触碰后皮肤会出现过敏反应，建议在处理山药时戴上手套，避免用手直接接触山药。

山药清洗、切开后要立即浸泡在盐水中，以防止氧化变色。

山药可炒、可蒸、可炖煮。炒制时，可以先将山药放入沸水中焯烫几秒，然后立刻捞出，这样可最大限度地保持其本身脆爽的口感；蒸山药时可带皮蒸，这样能更好地保留山药中的营养成分，而且蒸熟后剥皮也更容易；炖煮山药时，最好在汤水煮沸后加入，然后大火迅速煮熟，这样可以防止山药在烹饪过程中变色，影响美观。

另外，山药中淀粉含量较多，为避免摄取过多热量，应适当少吃其他主食。

挑选与储存

比较重量，同样大小的山药，挑选较重的。看须毛，同样品种的山药，须毛较多的山药口感更绵软，山药多糖含量更多。看表皮，检查山药表皮是否有损伤，是否有异常斑点，有的话可能感染过病害。看断面，把山药掰开，新鲜山药的肉质呈雪白色，断面带有黏液；若肉色发红或发黄，则说明此山药质量差。

山药排骨汤

⏱ 时间 35分钟　　🎯 难度 中等

用料

山药…1根
排骨…250克
红枣…10颗
枸杞子…10粒
姜…3片
盐…3克
料酒…15毫升

可选

胡萝卜…半根

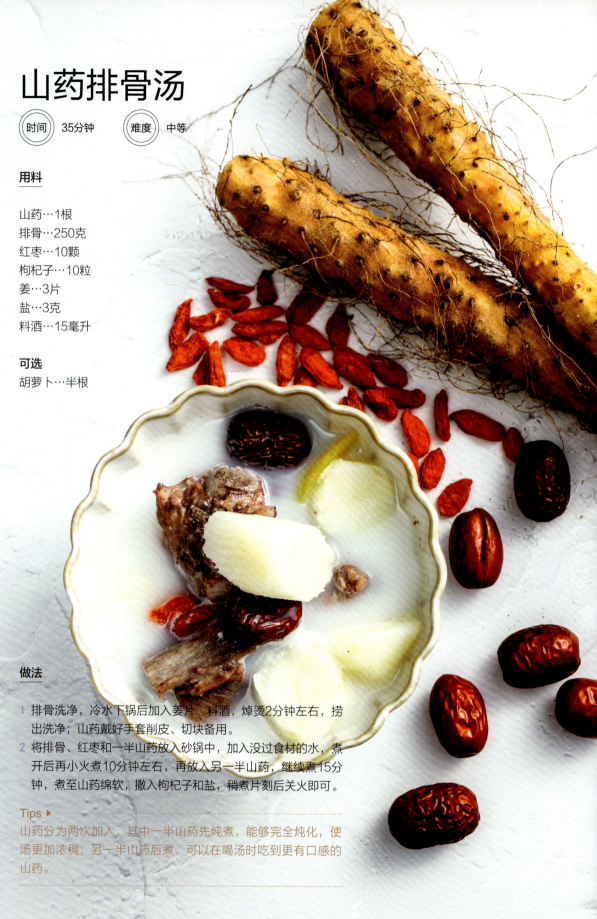

做法

1. 排骨洗净,冷水下锅后加入姜片、料酒,焯烫2分钟左右,捞出洗净;山药戴好手套削皮、切块备用。
2. 将排骨、红枣和一半山药放入砂锅中,加入没过食材的水,煮开后再小火煮10分钟左右,再放入另一半山药,继续煮15分钟,煮至山药绵软,撒入枸杞子和盐,稍煮片刻后关火即可。

Tips ▶
山药分为两次加入,其中一半山药先炖煮,能够完全炖化,使汤更加浓稠;另一半山药后煮,可以在喝汤时吃到更有口感的山药。

山药红枣小米粥

 45分钟   简单

用料

铁棍山药…80克
小米…30克
红枣…6颗
枸杞子…10粒

做法

1. 小米淘洗干净，红枣、枸杞子洗净备用。
2. 小米倒入锅中，加水煮开，放入红枣，盖上锅盖煮15分钟左右。戴好手套给山药削皮，洗净后切滚刀块，放入锅中再煮15~20分钟，煮至小米粥变得浓稠、山药绵软后，撒入枸杞子稍煮片刻即可。

Tips ▶
处理山药时要戴好手套，下锅前再削皮、切块，提前削皮会使表面氧化变黑。

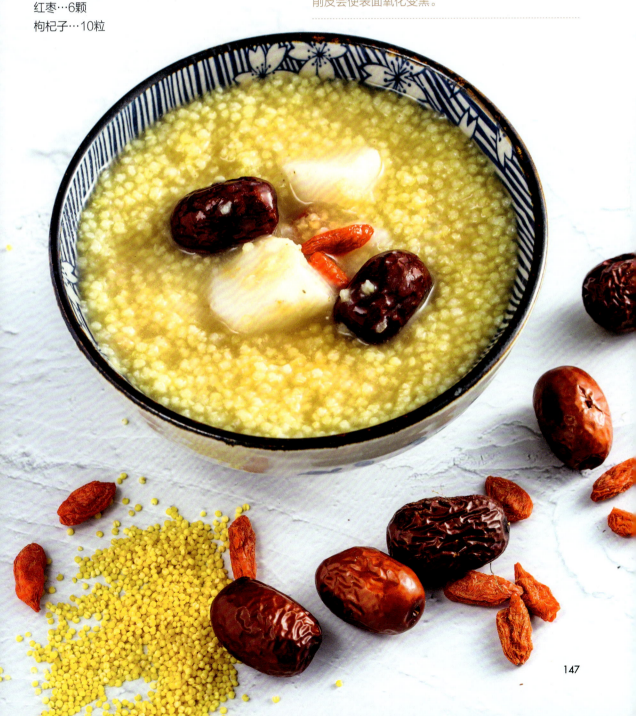

蓝莓山药

 时间 55分钟　 难度 简单

用料

铁棍山药…2根
蓝莓酱…30克
白糖…20克
牛奶…20毫升

做法

1. 戴好手套，山药洗净后削去外皮，切成厚片。
2. 蒸锅倒水烧开后放入山药片，大火蒸半小时左右，至筷子能完全插透的状态即可。
3. 将蒸好的山药片倒入大碗中，趁热加入白糖，用勺子压成泥，与白糖拌匀后倒入牛奶搅拌。
4. 将蓝莓酱加入适量水，倒入小锅中，加热至浓稠。
5. 山药泥装盘，将蓝莓汁均匀地淋在山药泥上即可。

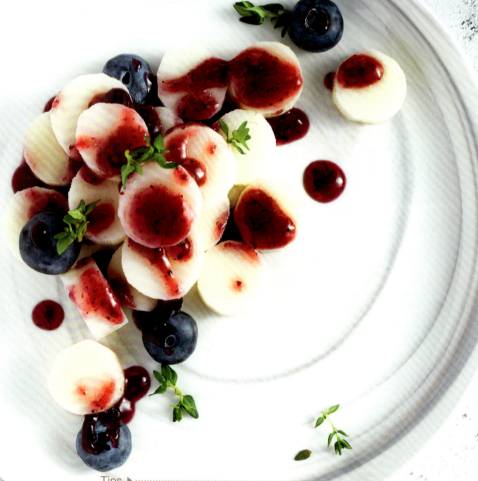

Tips ▶

1. 处理山药时手容易发痒，最好戴上手套，或蒸好后再去皮。
2. 如果喜欢口感浓稠的蓝莓酱，也可以不加水加热，直接淋在山药泥上。
3. 根据个人口味，可以将蓝莓酱替换成草莓酱、菠萝酱等。

红豆山药糕

时间 2小时　　难度 中等

用料

山药…2根
蜜红豆…50克
绵白糖…10克

做法

1. 山药洗净，切小段，放入蒸锅中大火蒸60分钟。
2. 蒸好的山药去皮，加入绵白糖，用勺子按压成泥，与绵白糖完全混合。
3. 加入蜜红豆混合均匀，取适量山药泥揉成球，压扁后再次揉成球形，再放入大小合适的模具中压实，最后倒扣到盘子里即可。

Tips ▶
在模具中涂一点儿油更容易脱模，如果是木质模具，可以掸一点儿淀粉，能防止山药泥粘在模具上。

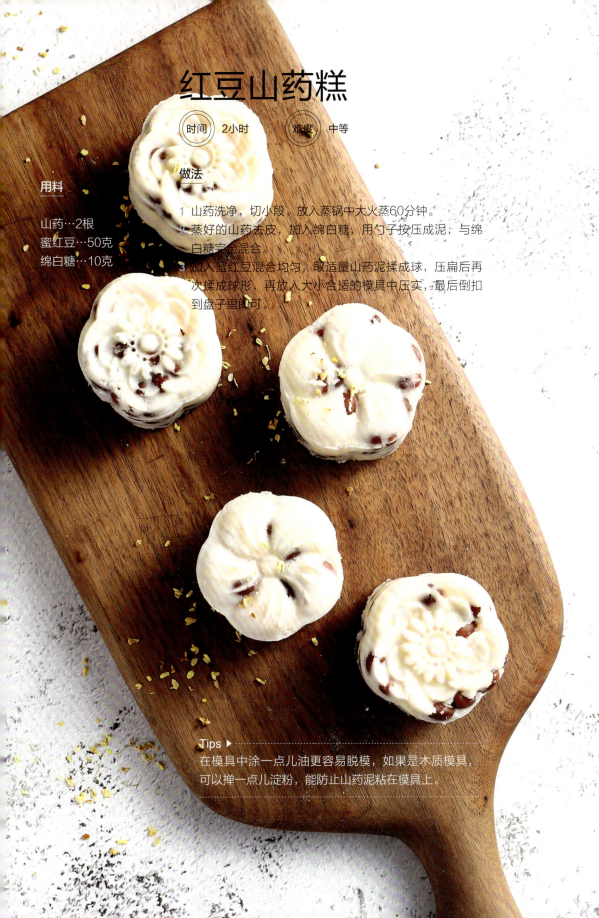

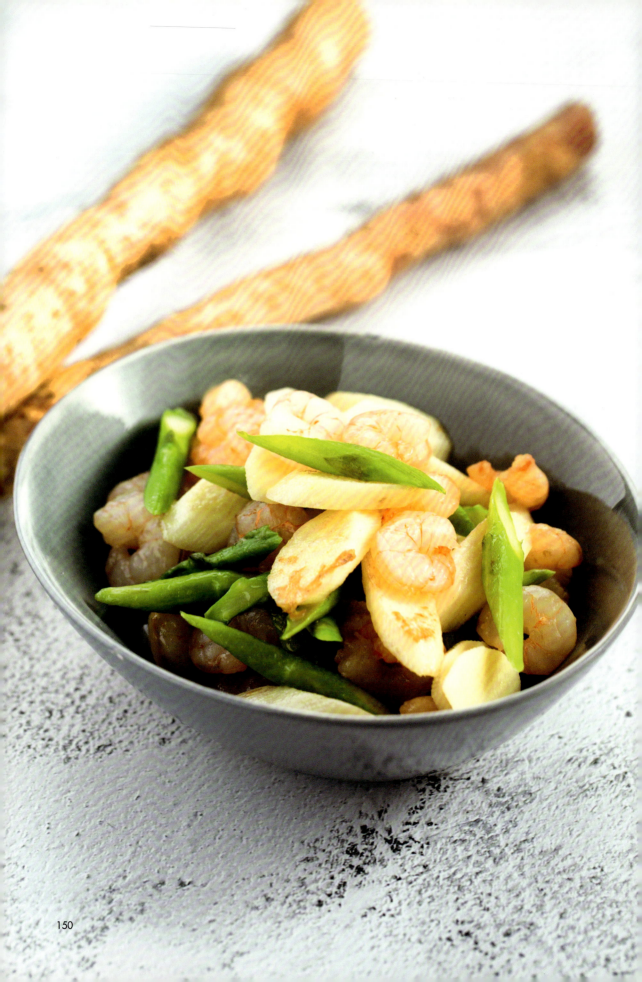

山药芦笋炒虾仁

时间 25分钟　难度 简单

用料

山药…80克
芦笋…60克
虾仁…200克
姜…10克
蒜…10克
食用油…15毫升
盐…2克
胡椒粉…3克
料酒…10毫升
水淀粉…5毫升

做法

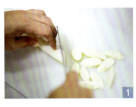 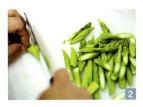 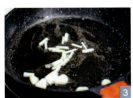
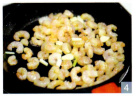 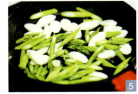 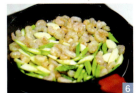

1 山药去皮，切薄片。
2 芦笋刮去老皮，斜切段。姜、蒜切末。虾仁去虾线，洗净后沥干，用胡椒粉、料酒腌制片刻。
3 锅中倒油，待锅热后下入姜蒜末翻炒。
4 放入虾仁划炒后盛出。
5 放入芦笋翻炒，再放入山药翻炒均匀。
6 放入虾仁，加少许水，加盐调味，最后倒入水淀粉勾芡即可。

羊肉

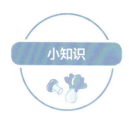

小知识

别　称　羖肉、羝肉、羯肉

据《本草拾遗》记载："补可去弱，人参、羊肉之属是也。"羊肉驱寒又滋补，寒冷的冬季里喝一碗羊汤或吃一顿酣畅淋漓的涮羊肉，真乃人间美事。

古人对羊肉的喜爱丝毫不输现代人，从甲骨文的"美"字即可彰显。据《说文解字》记载："美，甘也。从羊，从大。"甘，指适口，即羊之肥大能给人以味觉的快感。

先秦时期，只有王公贵族才能享用羊肉，这在当时是一种彰显尊贵身份的象征。唐朝人也爱吃羊肉，甚至有一位叫李德裕的宰相，因为吃了一万只羊，被称为"万羊宰相"。到了宋朝，有"御厨止用羊肉"的说法，这里的"止用羊肉"是"只用羊肉"的意思。宋朝皇家偏爱吃羊肉，还把羊肉作为福利发给官员。古人对羊肉如此热衷，无怪乎爱用"羊羔美酒"来形容美味。

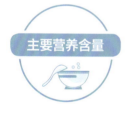

主要营养含量

羊肉是高蛋白食材

营养元素 ⋯ 每100克含量
热量 ⋯ 203.0千卡
蛋白质 ⋯ 19.0克
脂肪 ⋯ 14.1克
碳水化合物 ⋯ 0.2克

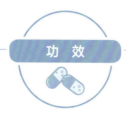

功　效

羊肉性温，冬季常吃羊肉可益气补肾，促进血液循环，其中含有的蛋白质和磷脂类物质能够帮助机体防寒保暖。多食羊肉还可以增加消化酶的分泌，保护胃壁，促进消化。此外，羊肉中含有的左旋肉碱能促进脂肪代谢，所以吃羊肉非但不会增肥，还能减肥。

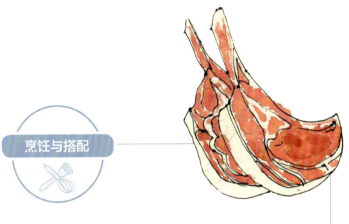

烹饪与搭配

羊肉各部位肉质、口感不同,在烹饪方法上也应做细致的区分。

羊颈肉: 肌肉发达,肥瘦相间,肉质紧实有细筋,适合做肉馅或焖炖。

羊肩肉: 肌肉纤维较细,口感鲜嫩,适合焖炖或烤。

羊上脑: 肉质较为细嫩,脂肪交杂均匀,有明显的大理石花纹,适合涮、煎、烤。

羊肋排: 肥瘦相间,外覆一层薄膜,肉质松软,鲜嫩多汁。适合涮、烤、炒、爆、烧、焖,也常见于法式料理等西餐。

羊胸肉: 位于前胸软骨两侧,上层覆盖有脂肪,肥而不腻,适合炖、煮、烧、焖或清蒸。

外脊肉: 位于脊骨外部,呈条状,形如扁担,也叫扁担肉。外面有一层皮,带筋,肉质细腻,适合烧烤。

里脊肉(羊菲力): 紧靠脊骨后侧的小长条肉,形似竹笋,纤维细长,是整只羊最鲜嫩的部位,高蛋白、低脂肪,素有"肉中骄子"的美誉。适合熘、爆炒、炸、煎、烤。

羊腩肉: 羊肚腩上的肉,肉质坚硬,适合焖炖。

尾龙扒: 即大三叉肉,位于羊臀尖的肉,肉质较嫩,肌肉纤维丰富,上部有一层夹筋,此外都是嫩肉,适合煎、烤、烹、炸。

针扒: 肌肉较多,脂肪筋膜较少,肌肉纤维丰富。

烩扒: 位于羊尾下面,两腿裆相磨处的臀部肉叫磨裆肉,肉质粗而松,肥多瘦少,边缘处有少许薄筋,适合做羊肉串;与磨裆肉相连的是"黄瓜条",呈条状包裹着股骨,似两条黄瓜,口感细嫩,适合煎、烤、烹、炸。

羊霖: 在腿前端与腰窝肉相近处,有一块凹形的肉,纤维细紧,肉外有三层夹筋,肉质瘦而嫩,叫"元宝肉",适合煎、烤、烹、炸。

腱子肉: 是大腿上的肌肉,有肉膜包裹的,内藏筋,硬度适中,纹路规则,适合卤、酱、烧、炖。

羊小腿: 位于羊膝下部,肉中带筋,质地偏硬,肌肉纤维较短,适合酱、卤、烧、炖。

挑选与储存

闻: 新鲜羊肉的羊膻味明显,羊膻味很淡或带有酸臭味等其他异味的羊肉中可能有添加剂。

看: 新鲜羊肉颜色呈鲜红色或粉红色,有光泽,质量差的羊肉呈暗红色。

摸: 新鲜羊肉肉质紧实有弹性,质量差的羊肉肉质松软。

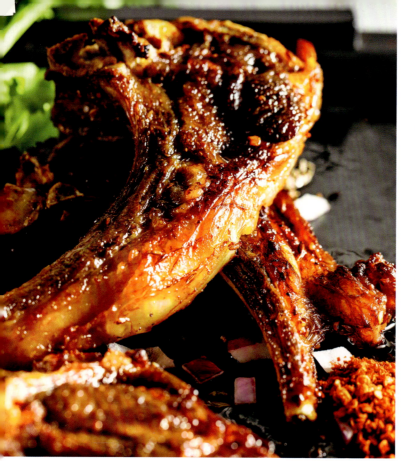

烤羊排

时间 50分钟　难度 中等

用料

羊肋排…800克　　生抽…15毫升
胡萝卜…1根　　　啤酒…20毫升
洋葱…1个　　　　黑胡椒碎…3克
蒜…2瓣　　　　　烧烤酱…30克
橄榄油…45毫升　　蜂蜜…10克

做法

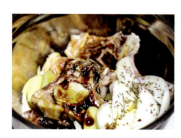

1. 胡萝卜去皮、切成条，洋葱切片，蒜切末。羊肋排中加入啤酒、生抽、黑胡椒碎、蒜末，腌制20分钟。

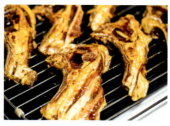

2. 烤箱预热至220℃，烤盘中铺烘焙纸，涂一层橄榄油，摆入切好的蔬菜和羊排，放入烤箱中烤15分钟，取出。

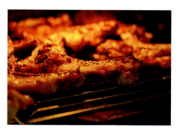

3. 在羊排表面刷一层烧烤酱，继续烤10分钟，最后再刷一层蜂蜜和剩余的烧烤酱，烤片刻即可。

当归羊肉汤

时间 2小时　　难度 中等

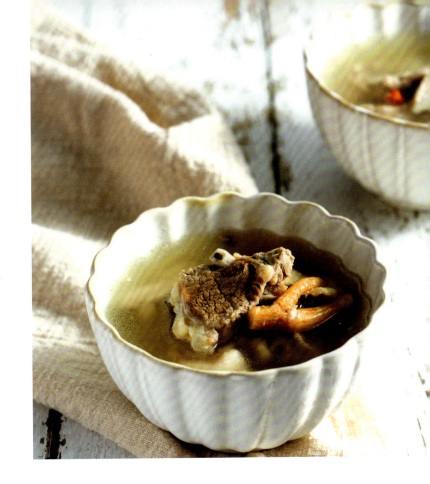

用料

羊排…800克　　姜…10克
红枣…15克　　　料酒…20毫升
当归…10克　　　盐…5克
枸杞子…5克

做法

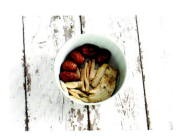

1 当归提前泡水5分钟，红枣去核，姜切片备用。

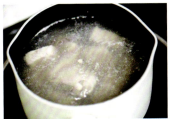

2 羊排切大块，放入冷水锅中，加入料酒、姜片焯水，捞出后洗净备用。

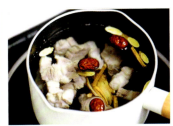

3 羊排放入锅中，加红枣、当归，加入4倍的水，小火慢炖90分钟后加盐调味，再放入枸杞子煮10分钟即可。

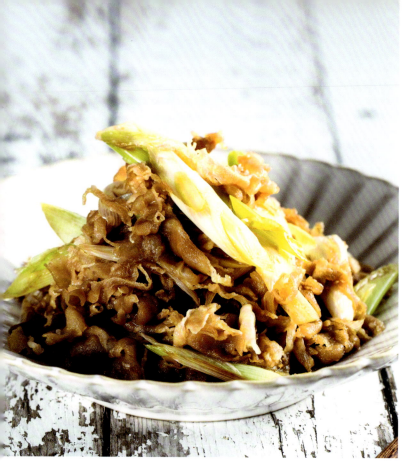

葱爆羊肉

时间 30分钟 难度 中等

用料

羊后腿肉…400克
大葱…2根
食用油…20毫升
香油…2毫升
花椒油…3毫升
料酒…5毫升
生抽…10毫升
米醋…10毫升
盐…3克
白糖…14克
白胡椒粉…3克

做法

1. 将羊后腿肉切薄片，大葱洗净、切滚刀块备用。
2. 将羊肉片与8毫升生抽、4克白糖、白胡椒粉、香油、盐抓匀上色，倒入5毫升油静置15分钟。
3. 取一小碗，倒入2毫升生抽、10克白糖、米醋、花椒油、料酒，调成料汁备用。
4. 大火烧热炒锅，倒入15毫升油，转动炒锅，将油均匀地挂满锅壁，将油倒出，只留底油即可。
5. 先放入1/3的大葱和羊肉片，大火快速翻炒，爆出香气后放入剩余大葱，继续猛火翻炒。待后放入的大葱外层稍微熟后倒入料汁和剩余食材，大火翻炒至肉片成熟即可。

孜然羊肉

时间 25分钟　难度 简单

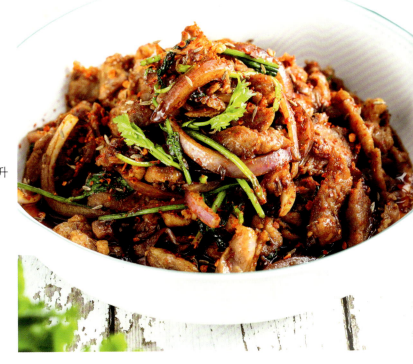

用料

羊腿肉…500克
蛋清…1个
姜末…3克
葱末…3克
香菜段…5克
孜然粒…10克

辣椒面…10克
食用油…15毫升
香油…5毫升
生抽…10毫升
料酒…5毫升
胡椒粉…3克

做法

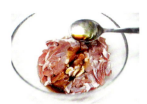

1 羊腿肉切片，加入生抽、料酒、胡椒粉、蛋清，用手抓匀，腌制10分钟。

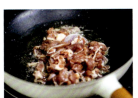

2 锅烧热倒油，放入腌好的羊肉片，迅速翻炒。

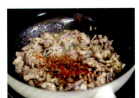

3 撒入姜末、葱末、孜然粒，炒匀后加入辣椒面。

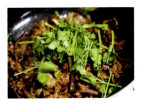

4 翻炒至肉片熟后加入香菜段，淋入香油即可出锅。

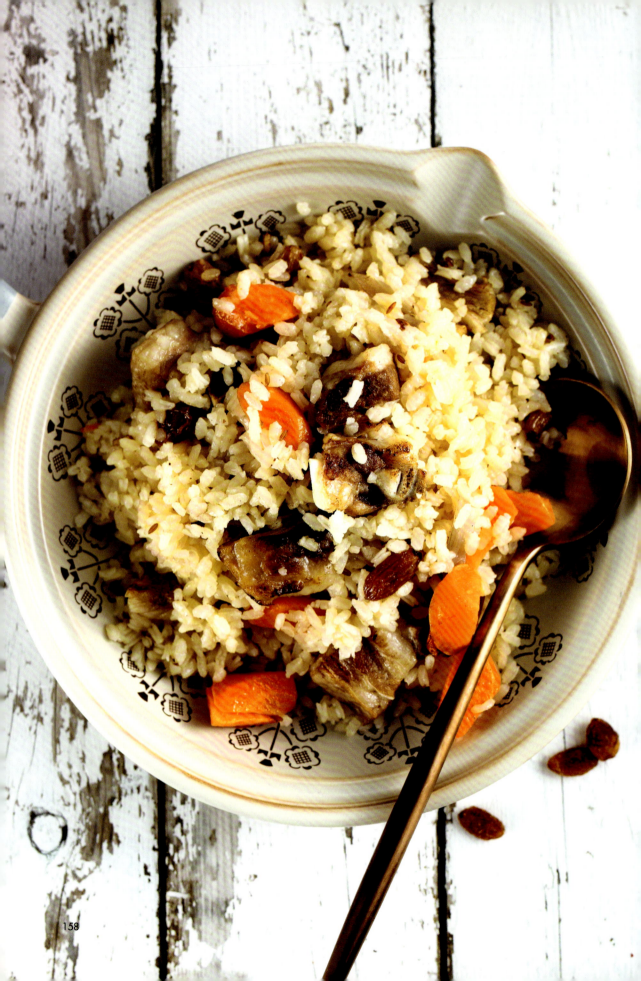

手抓饭

时间 1小时　难度 中等

用料

羊肉…150克　　　葡萄干…30克　　　生抽…10毫升
大米…200克　　　食用油…25毫升　　水…250毫升
胡萝卜…1根　　　盐…2克
洋葱…半个　　　　孜然粒…5克

做法

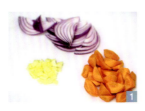 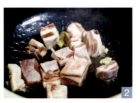 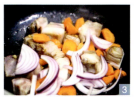

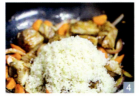 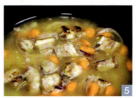

1　羊肉洗净，切成块；胡萝卜、洋葱洗净、切成条备用。
2　热锅倒油，放入羊肉翻炒变色。
3　加入洋葱、胡萝卜、孜然粒、盐、生抽、葡萄干翻炒软。
4　锅中倒入洗净的大米，加水后充分搅拌均匀。
5　将全部食材倒入电饭煲中煮熟即可。

图书在版编目（CIP）数据

食愈四季：餐桌上的应时养生计划 / 郑雪梅主编. —北京：中国轻工业出版社，2021.6

ISBN 978-7-5184-3438-1

Ⅰ. ①食… Ⅱ. ①郑… Ⅲ. ①食物养生 – 食谱 Ⅳ. ①R247.1 ②TS972.161

中国版本图书馆CIP数据核字（2021）第049603号

责任编辑：胡 佳　　责任终审：劳国强　　整体设计：锋尚设计
责任校对：晋 洁　　责任监印：张京华

出版发行：中国轻工业出版社（北京东长安街6号，邮编：100740）
印　　刷：北京博海升彩色印刷有限公司
经　　销：各地新华书店
版　　次：2021年6月第1版第1次印刷
开　　本：787×1092　1/16　印张：10
字　　数：200千字
书　　号：ISBN 978-7-5184-3438-1　定价：58.00元
邮购电话：010-65241695
发行电话：010-85119835　传真：85113293
网　　址：http://www.chlip.com.cn
Email：club@chlip.com.cn
如发现图书残缺请与我社邮购联系调换
200098S1X101ZBW